土单方

解宏宇 ◎ 主编

中原农民出版社
·郑州·

图书在版编目（CIP）数据

土单方 / 解宏宇主编. -- 郑州：中原农民出版社，2025. 3. -- ISBN 978-7-5542-3213-2

Ⅰ．R289.5

中国国家版本馆CIP数据核字第20258Z3G24号

土单方
TU DANFANG

出 版 人：刘宏伟	责任印制：孙　瑞
选题策划：柴延红	美术编辑：杨　柳
责任编辑：肖攀锋	特约设计：东合社
责任校对：李秋娟　王艳红	

出版发行：中原农民出版社
　　　地　址：河南自贸试验区郑州片区（郑东）祥盛街27号7层
　　　电　话：0371-65788673
经　　销：全国新华书店
印　　刷：河南承创印务有限公司
开　　本：160 mm×230 mm　1/16
印　　张：10
字　　数：192千字
版　　次：2025年3月第1版
印　　次：2025年3月第1次印刷
定　　价：58.00元

如发现印装质量问题，影响阅读，请与出版社联系调换。

前言

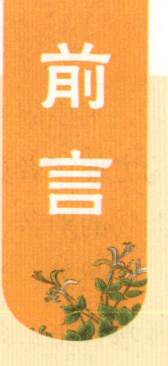

中医文化源远流长,中药方剂则承载着古代万千医家治病救人的宝贵经验,保留在各种中医著作中,也有一些流传在民间。其中,没有记载在《备急千金要方》《本草纲目》《景岳全书》等医药专门著作中,而是流传在民间的中药单方,被称作"土单方"。

所谓单方,多为用单味药或简单的药味组成的方剂。从古至今,医者都重视和提倡"精方简药",民间则流传着"单方一味,气死名医"的说法。单方尽管只有一味药或由简单的药味组成,但若合理运用,针对某些特定疾病能够起到一定的治疗效果,并且在一定程度上能减轻大剂量服药可能导致的身体不适。

为使更多人从土单方中获益,我们精心编纂了这本《土单方》,书中按照现代医学的常见分科来分章,包括呼吸科、消化科、内分泌科、心内科、神经科、骨科、男科、妇科、儿科、皮肤科、外科和五官科。每章选取数种常见疾病,并精选数种土单方,清晰明了、简便易行。为了方便读者鉴别疾病,还设置了介绍该病的鉴别要点、分类等知识图表,内容简洁精准,这些知识均经过正规医院医师的审核。

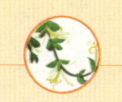

书中附有大量精美的草药图和成品图，方便读者识别药物。为方便读者更好地知晓每种草药的功效，我们还介绍了一些常用药物的别名、来源、性味归经、功效和主治等。

另外，为增加读者对疾病的认知，每篇还设有"中医贴士"板块，主要介绍患者该如何进行日常护理，例如生活管理、饮食注意事项等。

总之，本书兼具实用性和科学性，力求让读者有所收获。但需要注意的是，"是药三分毒"，本书并不是供读者独自诊病、配药、服药的工具书，而是一册供读者增长见识、加强对中医药了解的参考书。如果有患者想要借助土单方来治病，必须到专业医院征求医生的意见，在医生的指导下服药，切不可擅自乱用、滥用。

编者

2025 年 1 月

目录 CONTENTS

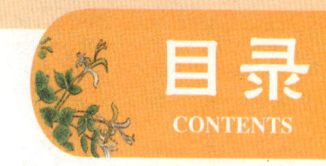

第1章 疾病常用土单方 呼吸科

感冒 …………………… 002
咳嗽 …………………… 005
哮喘 …………………… 007
支气管炎 ……………… 010
肺炎 …………………… 012

第2章 疾病常用土单方 消化科

胃炎 …………………… 016
胃下垂 ………………… 019
腹泻 …………………… 021
便秘 …………………… 023

第3章 疾病常用土单方 内分泌科

糖尿病 ………………… 026
肥胖症 ………………… 028
痛风 …………………… 031
甲状腺功能亢进症 …… 033

1

第 4 章 疾病常用土单方 心内科

高血压	……………	036
贫　血	……………	038
冠心病	……………	040
心　悸	……………	042

第 5 章 疾病常用土单方 神经科

偏头痛	……………	046
神经衰弱	……………	048
癫　痫	……………	050
失　眠	……………	053
脑卒中	……………	055

第 6 章 疾病常用土单方 骨科

风湿性关节炎	……………	058
骨质增生	……………	061
跌打损伤	……………	064
扭　伤	……………	067
腰肌劳损	……………	069

第7章 疾病常用土单方 男科

阳痿 …………………… 072
早泄 …………………… 074
遗精 …………………… 077
不育 …………………… 080
前列腺炎 ……………… 082

第8章 疾病常用土单方 妇科

月经不调 ……………… 086
阴道炎 ………………… 088
乳腺增生 ……………… 091
习惯性流产 …………… 094
妊娠剧吐 ……………… 097
更年期综合征 ………… 100

第9章 疾病常用土单方 儿科

百日咳 ………………… 104
流行性腮腺炎 ………… 107
小儿厌食症 …………… 110
疳积 …………………… 112
遗尿 …………………… 114

第10章 皮肤科疾病常用土单方

- 荨麻疹 …………… 118
- 白癜风 …………… 121
- 足癣 ……………… 123
- 湿疹 ……………… 126
- 带状疱疹 ………… 128

第11章 外科疾病常用土单方

- 痔疮 ……………… 132
- 烧烫伤 …………… 134
- 手足皲裂 ………… 136
- 外伤出血 ………… 138
- 咬伤 ……………… 141

第12章 五官科疾病常用土单方

- 过敏性鼻炎 ……… 144
- 耳鸣 ……………… 146
- 结膜炎 …………… 149
- 牙痛 ……………… 151

第1章 呼吸科疾病常用土单方

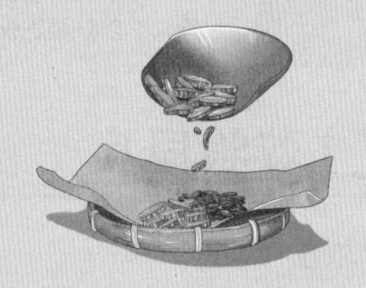

呼吸科常见疾病有感冒、咳嗽、哮喘、支气管炎、肺炎等，这些疾病不仅常见，而且具有多发性。其主要病变在气管、支气管、肺部及胸腔部位，轻者表现为咳嗽、胸痛、呼吸受影响，重者会出现呼吸困难、缺氧，甚至会因呼吸衰竭而致死。

感 冒

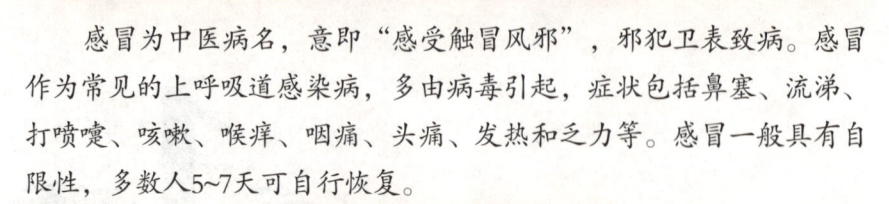

感冒为中医病名，意即"感受触冒风邪"，邪犯卫表致病。感冒作为常见的上呼吸道感染病，多由病毒引起，症状包括鼻塞、流涕、打喷嚏、咳嗽、喉痒、咽痛、头痛、发热和乏力等。感冒一般具有自限性，多数人5~7天可自行恢复。

感冒鉴别要点

类别	普通感冒	流行性感冒
病原体	多由鼻病毒、副流感病毒、呼吸道合胞病毒等引起	为流感病毒感染所致
发病时间	一年四季	流感病毒通常在冬季、春季肆虐
症状表现	起病缓慢，发热通常不超过39℃，全身症状轻，有明显的咳嗽、喉痒、咽痛等上呼吸道症状	起病急，发热通常超过39℃，全身症状较重，但上呼吸道症状比较轻
传染性	弱，不会引起规模性流行	强，且传播途径广泛

效验良方

单方 1

用药：鲜鱼腥草120克。

用法：上药洗净捣烂绞汁，冲入适量的蜂蜜，分2次饮服，每日1剂。

主治：风热感冒，发热，咽痛，口干，咳嗽。

鱼腥草

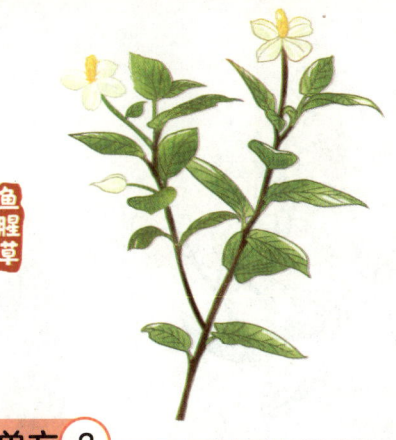

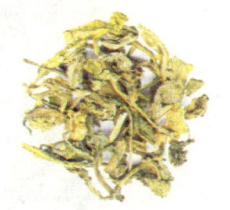

单方 2
用药：甜菜1把。
用法：将上药用水煎，挤干渣，捣碎敷于太阳穴处。
主治：感冒。

单方 3
用药：绿豆100克。
用法：将其洗净，水煎至豆烂，加适量白糖，调匀，随时饮用。
主治：暑湿感冒，发热头痛，口干舌燥。

单方 4
用药：大青叶30克。
用法：将上药用水煎服，每日2次，每日1剂。
主治：流行性感冒。

大青叶

单方 5
用药：板蓝根18克。
用法：将上药用水煎服，每日1剂。
主治：流行性感冒。

单方 6
用药：土连翘30克。
用法：将上药用水煎服，每日2~3次。
主治：风热感冒初起。

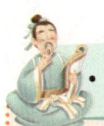

第1章 呼吸科疾病常用土单方

·中医贴士·

感冒期间，要做到作息规律，保证睡眠充足，同时避免劳累；饮食清淡，忌食辣椒等辛辣之物和肥肉等油腻食品；多吃蔬菜水果，多喝温开水；注意保持乐观的心情，因为沮丧或者抑郁都会影响疾病的恢复。

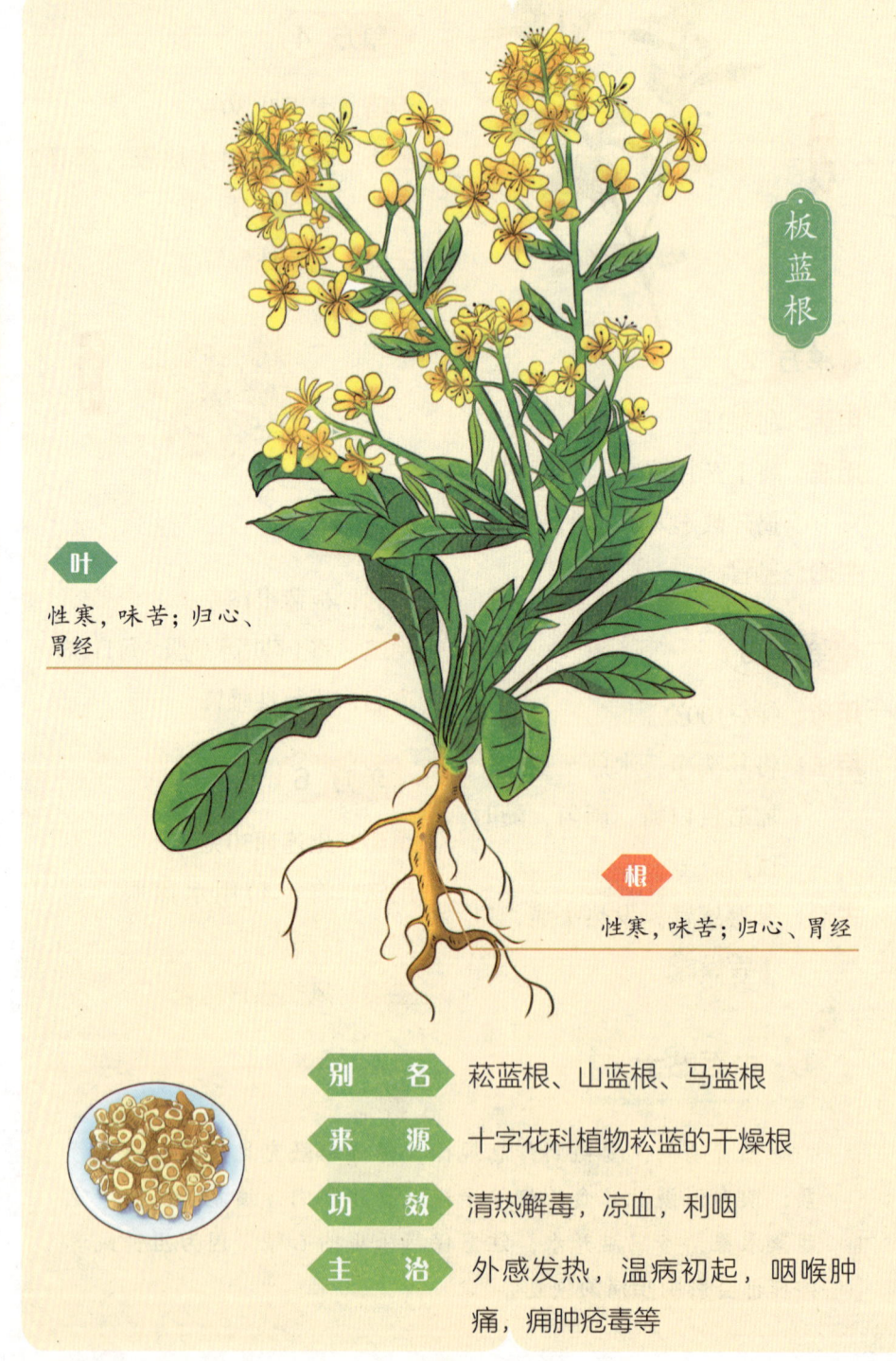

土单方

板蓝根

叶
性寒,味苦;归心、胃经

根
性寒,味苦;归心、胃经

别　　名	菘蓝根、山蓝根、马蓝根
来　　源	十字花科植物菘蓝的干燥根
功　　效	清热解毒,凉血,利咽
主　　治	外感发热,温病初起,咽喉肿痛,痈肿疮毒等

咳 嗽

咳嗽是一种常见的呼吸道症状，它本是一种促使痰液或气道异物排出的保护性生理反射，但如果咳嗽太过于频繁或剧烈，以及咳痰过多或黏稠的话，那就属于病态了。咳嗽长期不停，容易由急性转变为慢性，引发胸闷、咽痒、喘气等并发症，给患者造成很大的痛苦。

咳嗽鉴别要点

类别	外感咳嗽	内伤咳嗽
病因	气候突变或调摄失宜，外邪袭肺	脏腑功能失调，内邪干肺
起病速度	起病急	起病缓慢
病程	病程短	一般较长
症状表现	以咳嗽或咳吐痰液为主，伴有头胀痛、鼻塞流涕、咽痒、打喷嚏、发热、全身酸痛等症	以反复咳嗽、咳痰为主，伴有疲乏无力、食少便溏、胸满胁痛等症

效验良方

单方 1

用药： 新鲜鱼腥草50～150克。

用法： 先将鱼腥草洗净，捣烂置于茶壶中；再将适量冰糖放入300毫升左右的水中煮沸后，冲入捣好的鱼腥草中，加盖静置5～7分钟即可服用。每日1～2次，连服4日。

主治： 风热咳嗽。

单方 2

用药：紫菀50克。

用法：将上药加30~60克冰糖，用水煎后代茶频饮。

主治：干咳无痰且无其他症状。

单方 3

用药：生姜10~30克。

用法：将上药捣烂后绞汁，冲入适量蜂蜜，每日1剂，分2次饮服。

主治：咳嗽。

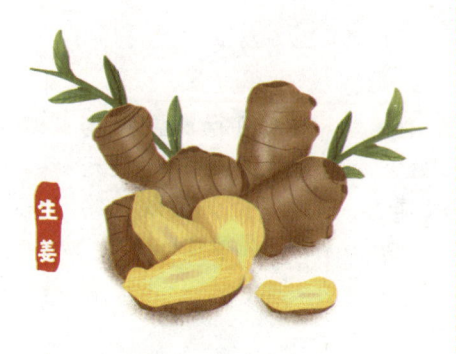

单方 4

用药：贝母适量。

用法：将上药去心，加入麸皮炒黄，去麸皮研末，加入砂糖和水捻成绿豆大小的药丸，每次含化1丸。

主治：孕妇咳嗽。

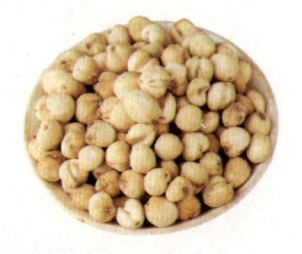

单方 5

用药：竹沥8克。

用法：将上药与2克鲜姜汁合在一起服用，每日1~2次。此为3~4岁小儿用量，其他年龄酌量增减。

主治：百日咳。

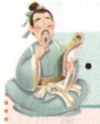

中医贴士

咳嗽时要注意：一定要保持所处的环境空气新鲜，因此室内要经常开窗通风；饮食上要禁食过甜、过咸、辛辣、油腻、生冷等刺激性食物；多喝水，不能喝咖啡等饮料，禁止吸烟；睡觉时尽量不要仰卧；不要太劳累。

哮 喘

哮喘全称为支气管哮喘，是一种气道慢性炎症性疾病，其典型表现为发作性呼气性呼吸困难或发作性胸闷和咳嗽，伴有哮鸣音。发作的时长不等，有的是几分钟或几小时，有的会持续数天，用支气管扩张药可缓解或自行缓解。

哮喘分类

类别	外源性哮喘	内源性哮喘	混合性哮喘
病因	主要是遗传及花粉、宠物毛发、灰尘等过敏	遗传及感染（如受凉感冒等）诱发	内外源因素并存
症状表现	发病前兆有打喷嚏、流鼻涕、鼻痒、眼痒、流泪等，随后反复喘息、气急或咳嗽等	常先有咳嗽、咳痰（稠而浓）等，继而出现喘息症状，持续较久	发作性喘息、咳嗽、咳痰和肺内可闻及以呼气相为主的哮鸣音
治疗方法	激素治疗效果比较好	可使用支气管扩张剂治疗	除使用支气管扩张剂外，还需要加强相应的抗感染治疗

效验良方

土单方

单方 1

用药： 白芥子100克。

用法： 将白芥子研为细末，分成3份，每次取1份，加入90克白面，用水调好后捏成饼状，睡前敷在背部，早晨起来后丢掉。

主治： 小儿急慢性气管炎及哮喘。

单方 2

用药： 葡萄500克。

用法： 将葡萄装入瓶中，倒入500克蜂蜜，泡2～4日即可食用。每日3次，每次3匙。

主治： 哮喘。

单方 3

用药： 白果肉10个。

用法： 将上药捣烂，用开水冲服，每日1次。

主治： 支气管哮喘。

单方 4

用药： 成熟丝瓜藤、根300克。

用法： 将上药和300克白糖、一只白母鸡放入砂锅里，加水700毫升，密封之后用文火炖2小时，稍微冷却即可食用，汤和鸡肉分2次食用。每日1剂。

主治： 支气管哮喘。

中医贴士

哮喘是无法根除的，治疗主要是长期控制哮喘症状、预防风险的发生，维持肺功能水平接近正常。治疗时尽量使用最小有效剂量药物（或不用药物），使患者与正常人一样生活、学习和工作。在哮喘的急性发病期则要使用沙丁胺醇、糖皮质激素类、氨茶碱等药物来控制症状。

叶
性平，味甘、苦、涩；归心、肺经

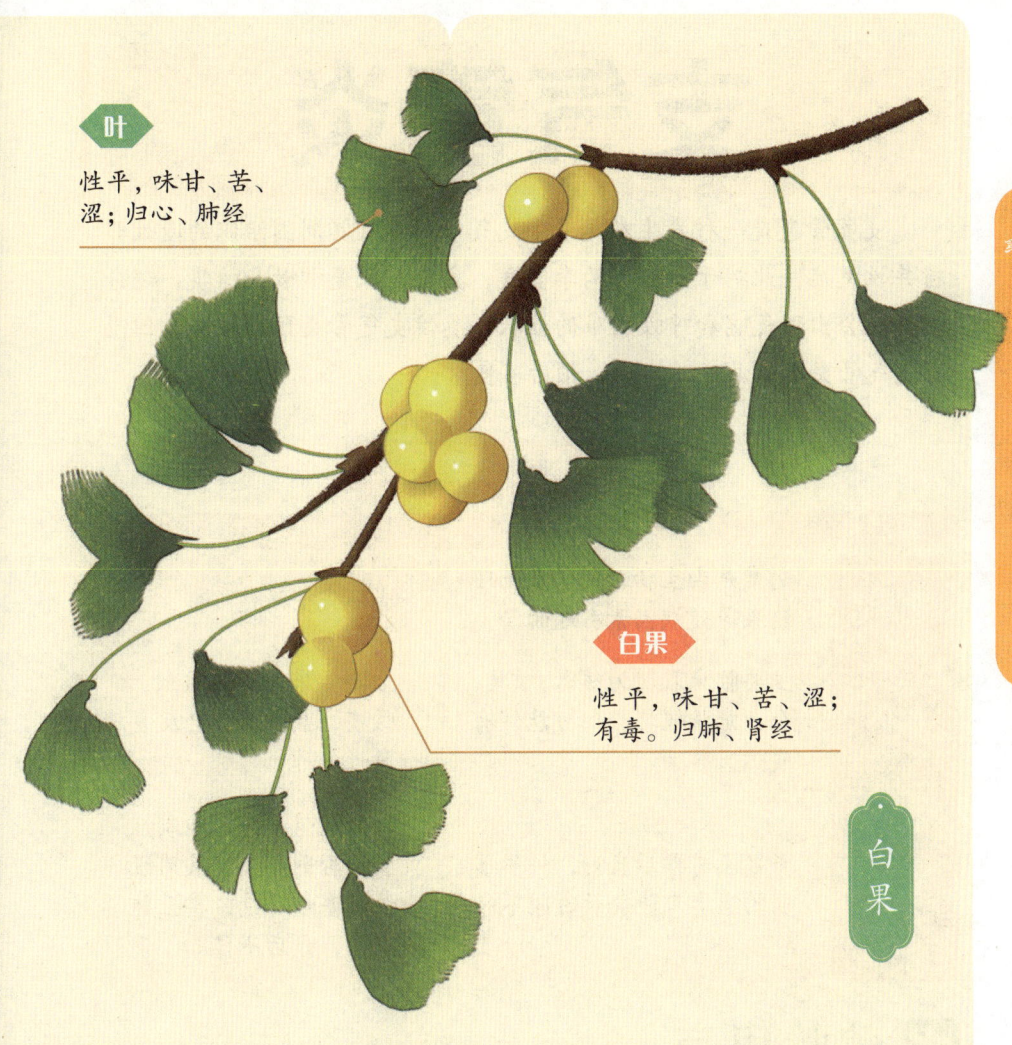

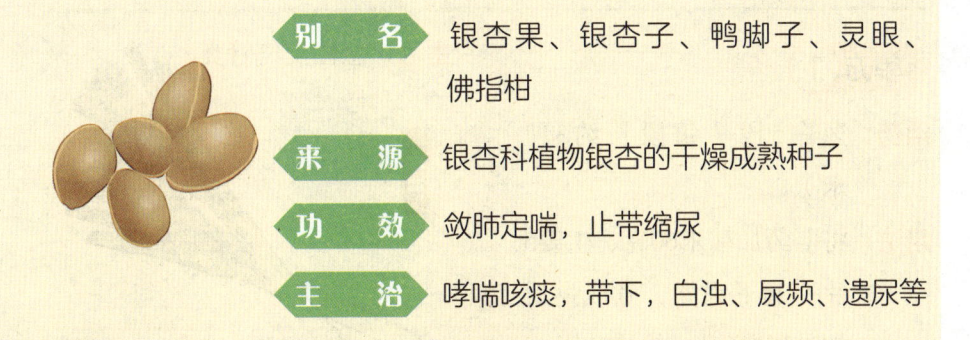

白果
性平，味甘、苦、涩；有毒。归肺、肾经

第 1 章 呼吸科疾病常用土单方

白果

别 名	银杏果、银杏子、鸭脚子、灵眼、佛指柑
来 源	银杏科植物银杏的干燥成熟种子
功 效	敛肺定喘，止带缩尿
主 治	哮喘咳痰，带下，白浊、尿频、遗尿等

支气管炎

支气管炎是一种发生在气管、支气管黏膜及其周围组织的慢性非特异性炎症，此病于冬、春两季多发，主要症状是咳嗽和咳痰，部分患者还会出现气喘和呼吸困难的症状。急性支气管炎预后良好，但慢性支气管炎则容易迁延不愈、预后不良。

支气管炎鉴别要点

类别	急性支气管炎	慢性支气管炎
病因	通常是由生物、化学、物理刺激等致病因素引起的	尚不完全清楚
症状	主要临床表现为咳嗽、咳痰，全身症状较轻，但可能伴有发热	主要临床表现为咳嗽、咳痰，病程长，会反复急性发作
预后	多数患者预后良好，但体质弱的患者可能会长时间不愈	及时规范治疗可控制症状，否则可能发展为慢性阻塞性肺病，甚至肺心病，预后不佳

效验良方

单方 1

用药： 葱白5段（每段长约3厘米）。

用法： 将上药加糯米60克、生姜5片一起下锅煮，煮成粥后加米醋5毫升，趁热食用。

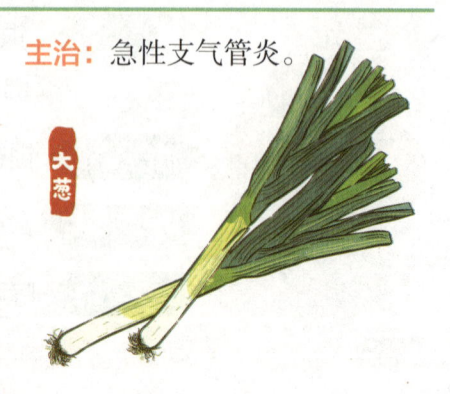

主治： 急性支气管炎。

大葱

单方 2

用药：川贝母10克。

用法：将一只鹧鸪处理好之后洗净，放入炖盅内，放入川贝母、加水，隔水炖熟后食用。

主治：慢性支气管炎、肺气肿、哮喘。

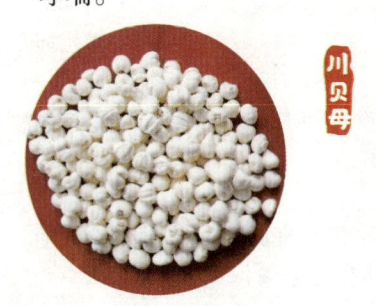

单方 3

用药：黄芩30克。

用法：将上药用水煎服。

主治：肺热咳嗽，痰黄。

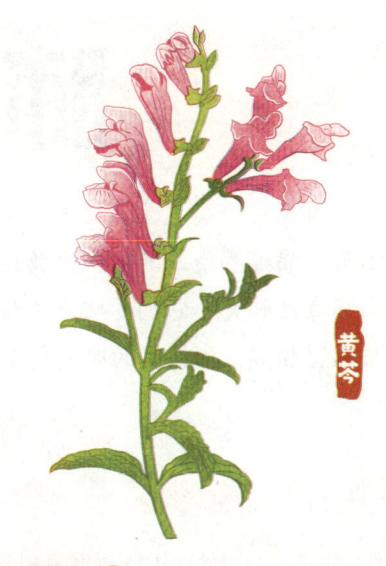

单方 4

用药：莱菔子15克。

用法：将上药加水煎服，饭后服用。也可将莱菔子研末，加入适量砂糖和水一起拌成丸状，每次6克，含化咽服。

主治：慢性支气管炎。

第1章 呼吸科疾病常用土单方

· 中医贴士 ·

支气管炎患者要注意劳逸结合，适当锻炼，增强体质，提高免疫力；还要注意饮食营养，多饮水；要保持居住环境整洁、舒适，定期开窗通风，保持室内空气清新，远离粉尘、花粉等过敏原；根据不同的气温，要及时添减衣物。

肺 炎

肺炎是一类发生在终末气道、肺泡和肺间质的炎症的统称，多由细菌、病毒感染或其他微生物侵袭引起，其中最常见的是细菌性肺炎和病毒性肺炎。它们的临床症状通常包括发热、咳嗽和呼吸困难等，与感冒相似，但持续的时间更长。

常见肺炎的分类

类别	病因
病毒性肺炎	由病毒感染引起，常见的有流感病毒、呼吸道合胞病毒、麻疹病毒等
细菌性肺炎	由细菌感染引起，常见的有肺炎链球菌、金黄色葡萄球菌、铜绿假单胞菌等
非典型病原体所致肺炎	如由肺炎支原体、肺炎衣原体、军团菌等非典型病原体引起肺部感染性疾病

效验良方

单方 1

用药：吴茱萸适量。

用法：将上药研成细末，用食醋调成糊状，取3克贴在双脚心，用纱布包好，每日更换1次，连用3日。

主治：婴儿肺炎呛奶。

单方 2

用药：干芦根300克。

用法：将上药加适量水用文火煎2次，取600毫升左右的药汁，分3次服完。

主治：肺炎。

单方 3

用药： 黄连适量。

用法： 将上药研末内服，每次0.6克，每日4~6次。

主治： 大叶性肺炎。

单方 4

用药： 白芥子30克。

用法： 将上药捣烂如泥状，摊在纱布上，略微加温。用时先在背部抹一层凡士林，然后敷上药，每日1次，一次敷5～15分钟，背部稍红后就取下。

主治： 小儿支气管肺炎。

单方 5

用药： 9～10月采柿叶10克。

用法： 将柿叶加2克绿茶一起切碎，蒸30分钟，烘干，加开水400毫升，泡5分钟，分3次饭后服用。

主治： 咽喉炎、肺炎。

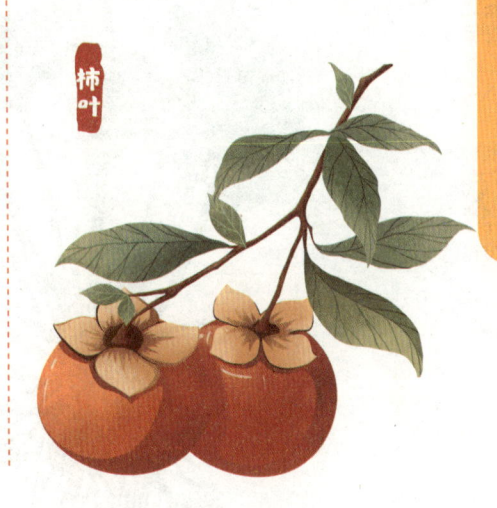

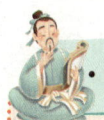

柿叶

第1章 呼吸科疾病常用土单方

·中医贴士·

患者的休息和饮食都需要特别注意，应以清淡、富含营养、易消化的食物为主；对于反复发生肺炎的患者，除了注意休息外，还需要注意加强锻炼，提高免疫力；在天气降温时，保暖是非常重要的，要避免着凉，注意增加衣物和被子，以减少肺炎的发生。

土单方

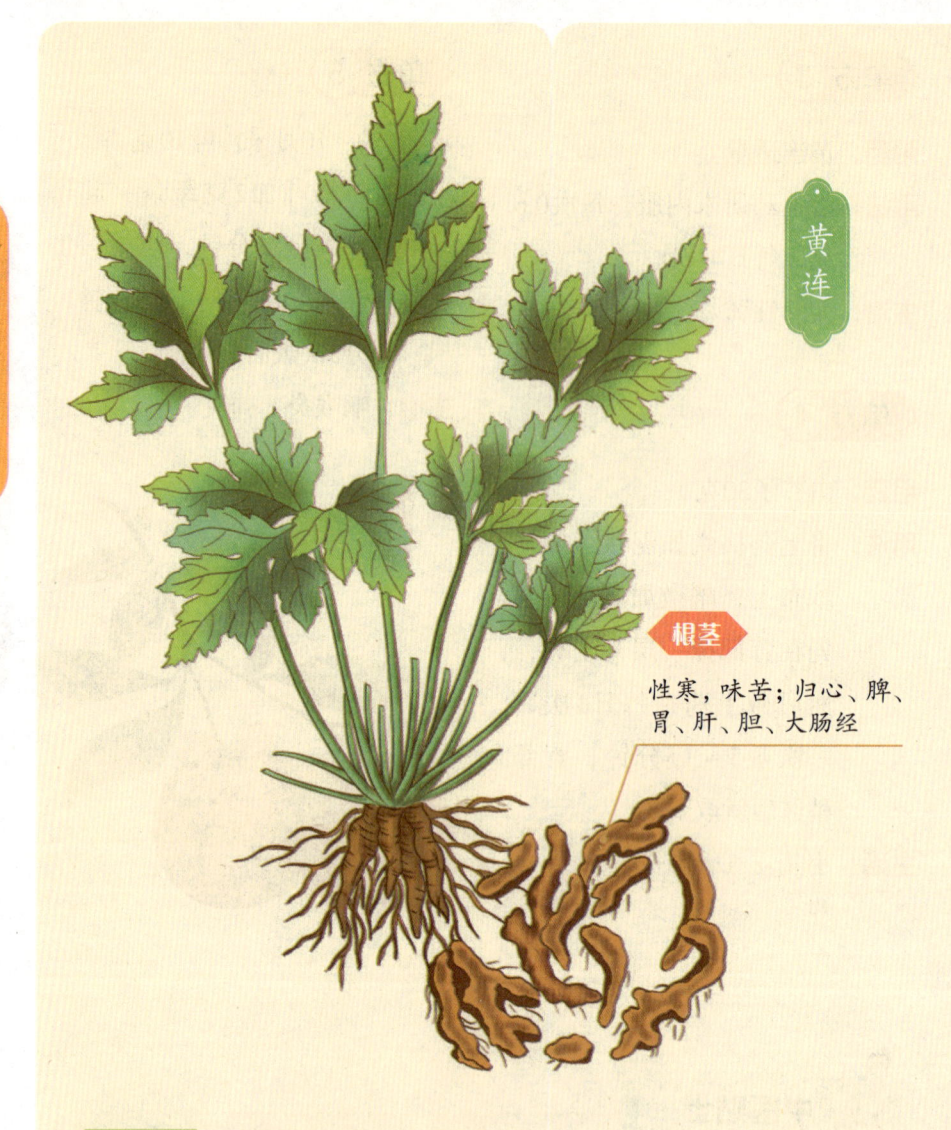

黄连

根茎

性寒,味苦;归心、脾、胃、肝、胆、大肠经

别　名	王连、支连
来　源	毛茛科植物黄连、三角叶黄连或云连的干燥根茎
功　效	清热燥湿,泻火解毒
主　治	湿热痞满,呕吐吞酸,湿热泻痢,高热神昏,心烦不寐,痈肿疮疖,目赤牙痛,湿疹等

第2章 消化科

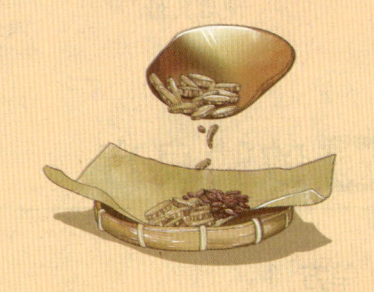

疾病常用土单方

消化科疾病种类繁多。常见病如胃炎，有胃痛、胃胀等症状；肠炎会致腹泻等；胆囊炎发作容易导致上腹部剧烈疼痛；肝脏属于消化系统，各类肝炎容易出现乏力、恶心、食欲减退等症状。消化系统疾病可能影响营养吸收，严重威胁身体健康。

胃炎

　　胃炎是消化系统最常见的疾病之一，是发生在胃黏膜的炎性病变的统称，常与应激、感染、药物、免疫、理化等因素密切相关，好发于饮食不节制的人群。胃炎的临床症状以中上腹痛、腹胀、嗳气、恶心、食欲减退、消化道出血等较为常见。

胃炎鉴别要点

类别	急性胃炎	慢性胃炎	特殊类型胃炎
病因	通常由应激、药物、乙醇和创伤等所致	可能与幽门螺杆菌感染、自身免疫、十二指肠-胃反流等因素有关	由不同病因引起，种类很多
典型症状	主要表现为上腹痛、胀满、恶心、呕吐和食欲减退等	大多数患者无明显症状，或者有程度不等的消化不良症状	种类较多，症状不一
预后	多为自限性疾病，预后良好	慢性非萎缩性胃炎患者预后良好，但肠上皮化生难以逆转，少数有癌变风险	通常预后较好，但部分患者可能大出血乃至癌变

效验良方

单方 1

用药：白豆蔻15克。

用法：将上药研成细末，用酒送服。

主治：胃寒作吐及作痛。

单方 2

用药：大枣10枚。

用法：将上药与糯米100克同煮成稀饭食用。

主治：慢性胃炎。

单方 3

用药：荔枝核适量。

用法：将上药烘干后研末，每次取6克，用黄酒或温开水送服。每日3次，一般2~4次即有效。

主治：慢性胃痛。

单方 4

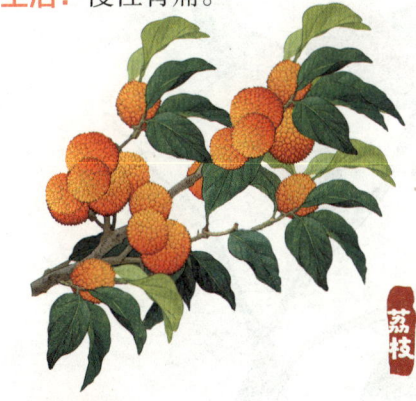

用药：清理好的鲫鱼2条。

用法：将鲫鱼加糯米50克共煮粥，早、晚各食用一次。

主治：慢性胃炎。

单方 5

用药：枣树皮20克。

用法：将枣树皮洗净，加水煎后去渣，加15克红糖调服，每日1次。

主治：肠胃炎、下利腹痛以及胃痛。

单方 6

用药：金橘饼2~3个。

用法：用开水冲泡代茶饮。

主治：食滞胃痛。

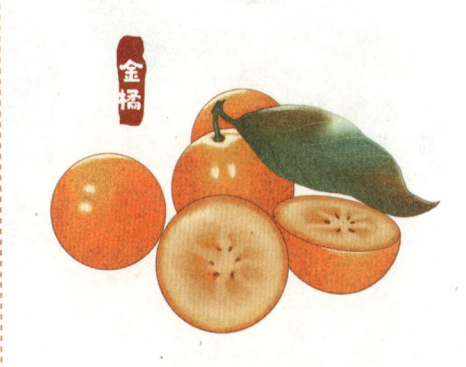

第2章 消化科疾病常用土单方

·中医贴士·

患者要保持规律作息和充足睡眠，要注意天气变化，酌情增减衣物，以免受凉、降低机体抵抗力。轻症患者可以酌情活动，重症患者最好卧床休息，以减少不适。

大枣

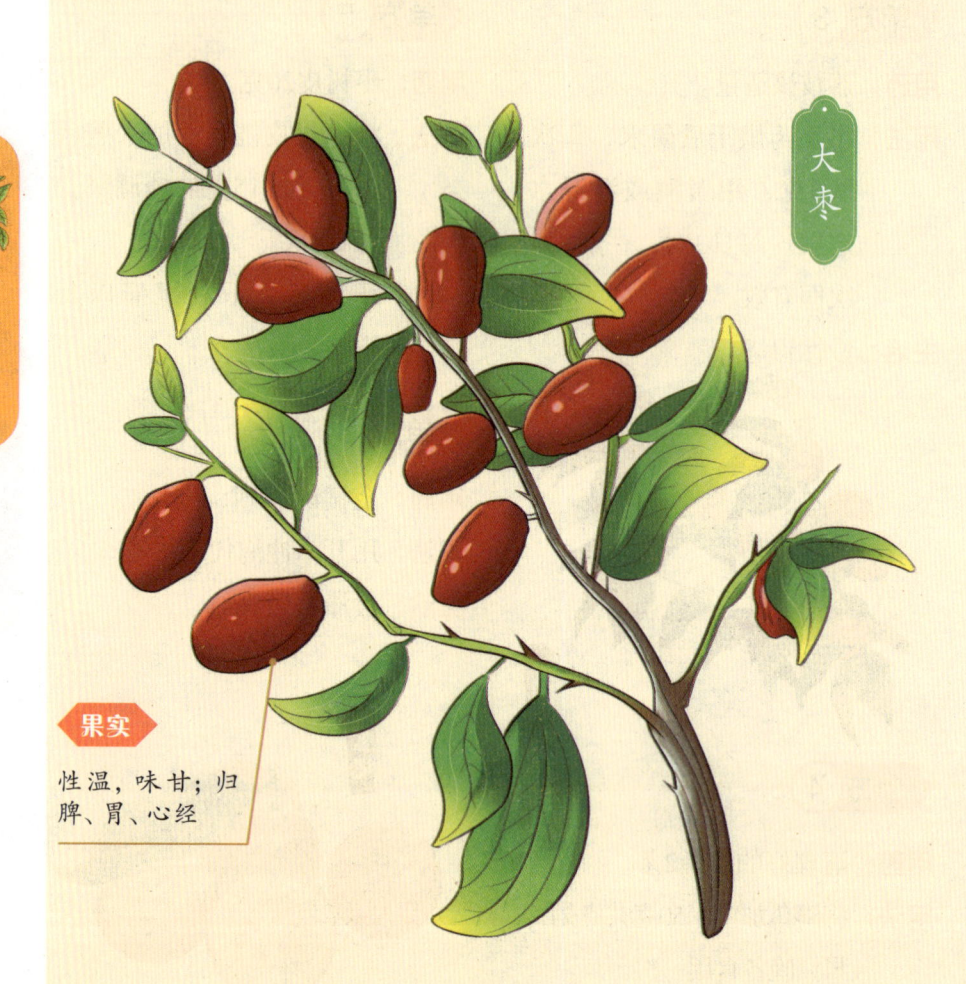

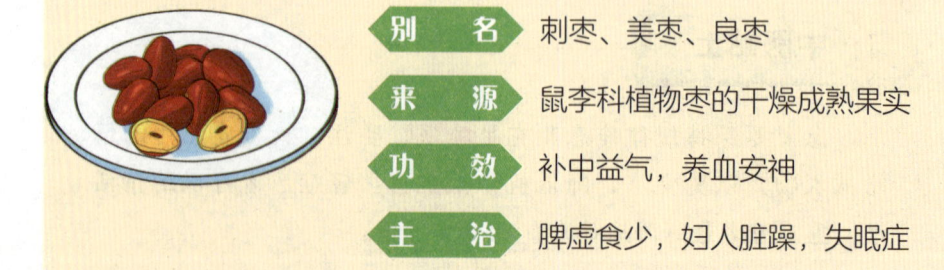

果实

性温，味甘；归脾、胃、心经

别　　名	刺枣、美枣、良枣
来　　源	鼠李科植物枣的干燥成熟果实
功　　效	补中益气，养血安神
主　　治	脾虚食少，妇人脏躁，失眠症

土单方

胃下垂

胃下垂指胃的位置异常下降，低至盆腔，多发于体形瘦高、久病体弱、长期卧床者，主要和胃的韧带功能消退、腹肌松弛、体质弱等有关。胃下垂可引发一系列消化系统症状，如食欲减退、顽固性腹胀、嗳气、恶心、呕吐、便秘等。

胃下垂的预防方法

方法	简述
少食多餐	少食多餐可避免消化不良，保证营养充足
细嚼慢咽	细嚼慢咽有利于消化吸收及增强胃蠕动
营养均衡	补充身体所需营养元素，维持以及促进胃功能恢复
心情愉快	保持轻松愉快的心情，避免紧张、焦虑等情绪刺激
适当运动	有助于体力和肌力增强，从而增强胃张力、胃蠕动，也可防止胃下垂继续发展

效验良方

单方 1

用药：韭菜籽60克。

用法：将韭菜籽捣烂，加入120克蜂蜜，再加入开水冲服，每日1~2次。

主治：胃下垂。

单方 2

用药：苍术20克。

用法：用水冲泡代茶饮，每日1剂。

主治：胃下垂。

单方 3

用药： 枳实20克。

用法： 将上药放入锅中，加200毫升清水，煎至90毫升，每日早、中、晚3次，饭前30分钟服用，每次服30毫升。

主治： 胃下垂。

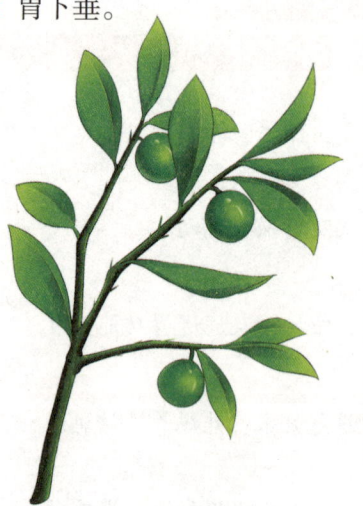

单方 4

用药： 白胡椒9~15克。

用法： 用纱布包裹起来，放入洗净的猪肚之内，炖熟后喝汤吃肉。

主治： 胃下垂属中焦虚寒者。

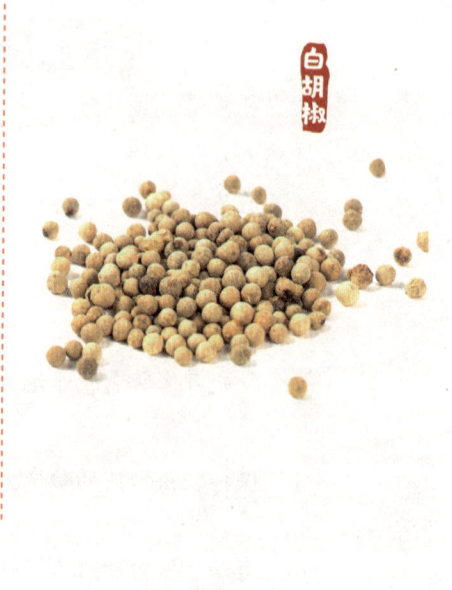

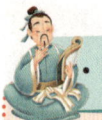

中医贴士

患者要多吃一些易消化、富含膳食纤维的食物，少吃刺激性强的食物；还要按时吃饭，控制饭量，避免暴饮暴食。进行适当的运动可以增强腹肌力量，从而为胃部提供更好的支撑。比如仰卧起坐、太极拳、游泳等，不过要避免剧烈运动。身体过度消瘦的患者，必须注意营养的补充，才能使腹肌有一定的力量支撑住胃部。例如，可以多食用牛奶、鸡蛋、蔬菜等。

腹 泻

腹泻俗称"拉肚子",指排便次数增多,粪便量增加,不成形,稀薄或带有黏液,有时还含有脓血或带有未消化食物。腹泻是一种常见症状,肠道本身的疾病及肠外乃至全身性疾病、损伤等都可引起腹泻。发病不受季节限制,四季都可能出现。

腹泻鉴别要点

类别	急性腹泻	慢性腹泻
病程	小于4周	超过4周
病因	约80%为感染性,感染因素包括细菌、病毒、寄生虫等;非感染因素有药物、化学品、缺血性肠炎、过敏等	原因复杂,多为非感染性
典型表现	每日排便10次以上,粪便量多而稀,常伴有腹痛	每日排便在3次以上,便稀或不成形,有时伴黏液、脓血

效验良方

单方 1

用药: 苦瓜藤(阴干)适量。
用法: 将上药研末,每次取9克,用温开水送服,每日2次。
主治: 腹泻。

单方 2

用药: 乌梅15克。
用法: 将上药加水1500毫升,煎至1000毫升,加糖适量,代茶饮,每日1剂。
主治: 慢性结肠炎引起的腹泻。

第2章 消化科疾病常用土单方

土单方

单方 3

用药： 生山药500克。

用法： 将上药晒干研为细粉，过细筛后密封储存。用时取5~10克，加入适量水调匀，熬至粥状，在喂奶前或饭前口服，每日3次。

主治： 婴幼儿腹泻。

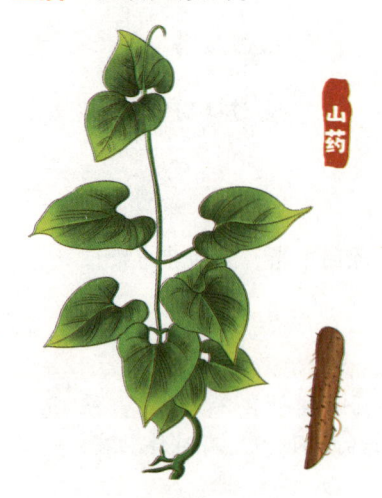

山药

单方 4

用药： 银杏叶（干品）100克。

用法： 取上药，加入2000毫升清水，煎煮20分钟。水温降到35℃以下后，浸泡搓洗患儿双足20分钟，每日2次，一般1~3日治愈。

主治： 婴幼儿秋季腹泻（病毒性腹泻）。

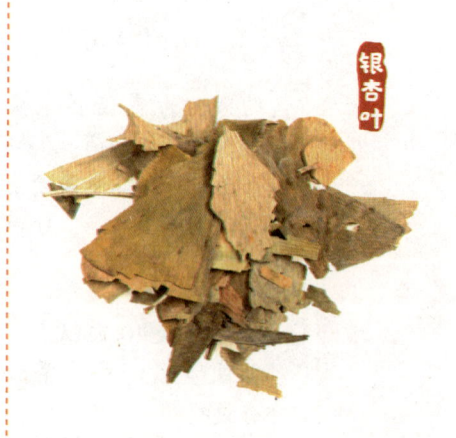

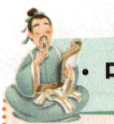

银杏叶

·中医贴士·

发病期间，患者应注意休息，注意饮食卫生，以清淡流质饮食为主，如浓米汤、淡果汁和面汤等，避免食用生冷油腻、刺激性食物以及腐烂变质的食物，也不能喝生水；腹泻时，身体会失去大量水分，应及时补充水分，以防脱水；应特别注意保暖，尤其是腹部要保暖，以促进肠胃功能恢复。

便秘

便秘是一种常见的病理现象，根据情况的不同，是否用药、用量多少，均有所不同。便秘常见的症状有大便次数明显减少、间隔时间延长、粪质干结、排便困难等，可能还伴有腹胀、腹痛、食欲减退、嗳气反胃等症状。不过需要注意的是：大多数人每日会排便一次，也有些人每隔数日才排便一次，但并没有任何不适感，这种不能称为便秘。

便秘的诊断依据

排便间隔	排便间隔超过自己的习惯1日以上，或两次排便时间间隔3日以上
大便状况	大便干结，排出艰难，或想大便时艰涩不畅
伴随症状	常伴腹胀、腹痛、口臭、食欲减退及神疲乏力、头晕心悸等症
病史	患者常有饮食不节、情志内伤、劳倦过度等病史

效验良方

单方 1
用药：生核桃仁（去皮）30克。
用法：嚼服，每日2次。
主治：老年性便秘及孕妇产后便秘。

单方 2
用药：鲜桑葚30~60克。
用法：将上药加水煎服。
主治：肠燥便秘。

单方 3

用药： 大黄适量。

用法： 将大黄研为细末备用。使用时，取药粉10克，加入适量酒，调成软膏状，敷于脐部，用纱布盖住，胶布固定，用热水袋放在脐部热敷10分钟。注意要防烫伤。每日换药1次。

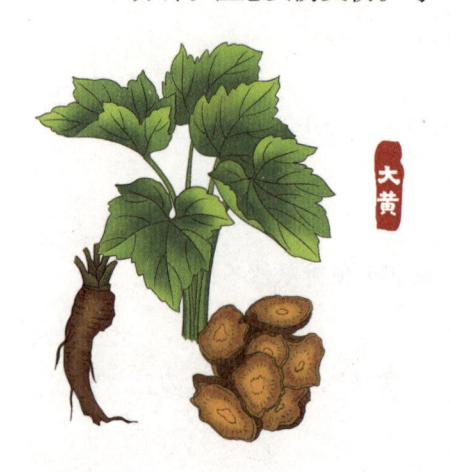

主治： 便秘（因乳食积滞所致）。

单方 4

用药： 葱白适量。

用法： 将葱白捣碎呈饼状，敷在神阙穴（脐中央），盖上厚布，用热水袋放在神阙穴热敷，注意要防烫伤。每日1～2次，每次30分钟。

主治： 气滞便秘。

单方 5

用药： 番泻叶3~5克。

用法： 开水冲泡，代茶饮，每日1次。使用后通常在6~12小时产生通便效果，之后不可再饮。

主治： 热结便秘。

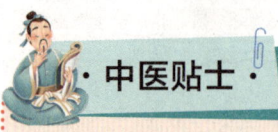

大黄

· 中医贴士 ·

平时要养成定时排便的习惯，即使没有便意，也要等上几分钟，以形成条件反射，形成良好的排便规律。合理的饮食可以预防和缓解便秘，应该多吃一些含有粗纤维的粮食和蔬菜，如玉米、西蓝花、萝卜等；还可以食用一些具有润肠通便作用的食物，如黑芝麻、蜂蜜、香蕉等。此外，每日至少要喝1500毫升的水，特别是在早晨起床后要喝一杯温开水；多运动可以帮助增加肠道肌肉的活动，对于卧床、运动量少的老年患者益处更大。

第3章 内分泌科疾病常用土单方

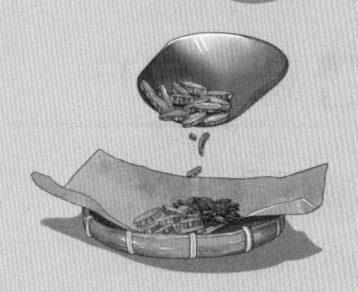

内分泌科疾病往往起病隐匿、症状不典型且临床表现复杂，常见的包括糖尿病及其并发症、甲状腺疾病（如甲状腺功能亢进症、甲状腺结节等）、肾上腺疾病（如皮质醇增多症等）以及下丘脑—垂体病变等。此外，还包括肥胖症、生长发育异常等。

糖尿病

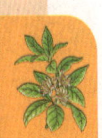

糖尿病是一组由多病因引起的以慢性高血糖为特征的代谢性疾病，其典型的症状是多尿、多饮、多食和消瘦（俗称"三多一少"），长期碳水化合物及脂肪、蛋白质代谢紊乱还可引发多种慢性并发症，可致失明、截肢、肾衰竭、心脑血管疾病等。

糖尿病鉴别要点

类别	1型糖尿病	2型糖尿病
起病特征	急性起病，症状明显	缓慢起病，经常没有症状
临床特点	体重下降、多尿、多食、多饮	肥胖，可有多种伴随疾病
酮症酸中毒	常见	少见
C肽水平	非常低或缺乏	正常或升高
治疗	使用胰岛素	饮食控制、运动、使用降糖药

效验良方

单方 1

用药：向日葵根250克。
用法：用水煎后在早餐时服用。
主治：糖尿病。

单方 2

用药：干红薯藤适量。
用法：水煎服。
主治：糖尿病。

单方 3

用药： 黑豆250克。

用法： 将黑豆挑出杂质、洗净、晾干，放入玻璃瓶中，加入9度米醋500毫升，密封后放在阴凉处，1个月后即可服用。每次饭后服用20~25粒，每日1次。

主治： 糖尿病。

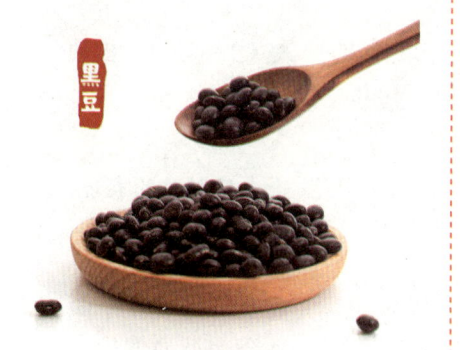

单方 4

用药： 鲜麦冬（全草）50克。

用法： 将上药切碎，煎汤代茶饮，每日1剂，连饮3个月。

主治： 糖尿病。

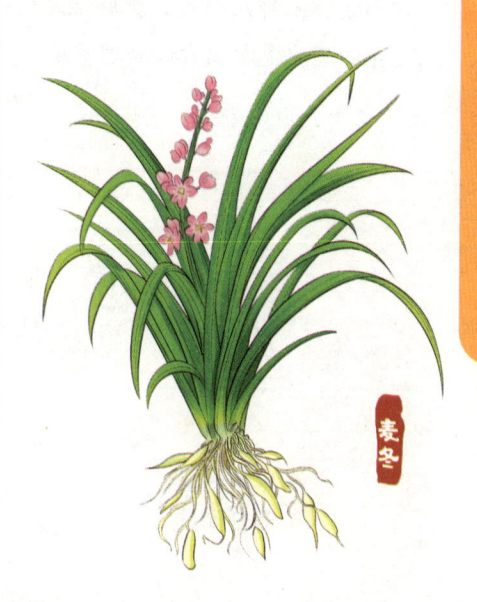

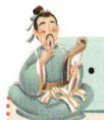

第3章 内分泌科疾病常用土单方

中医贴士

患者在保持身体健康的前提下，应当控制油脂和糖类的摄入量。饮食应该以适量的米、麦、杂粮为主，搭配蔬菜、豆类、瘦肉和鸡蛋等食物，定时定量地进食。此外还要保持情绪稳定，保持有规律的生活作息；戒烟戒酒，同时避免饮浓茶和咖啡。

肥胖症

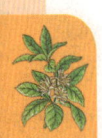

肥胖症是一种慢性代谢性疾病，是指体内脂肪堆积过多或分布异常导致的超重和肥胖，其病因较为复杂，通常由遗传因素、环境因素等多种因素相互作用引起。肥胖症是引起高血压、糖尿病、心脑血管病、肿瘤等的重要危险因素和病理基础。

肥胖症鉴别要点

类别	轻度肥胖	中度肥胖	重度肥胖
判断标准	超过标准体重的20%～29%	超过标准体重的30%～49%	超过标准体重的50%
典型症状	体重超重，一般无自觉症状	除超重，可有关节痛、肌肉酸痛、不耐热、活动能力低等表现	除中度肥胖的表现，还会出现血脂异常、脂肪肝、高血压、冠心病或糖尿病等，还会导致自卑、抑郁等精神问题

效验良方

单方 1

用药：大黄4~6克。

用法：将上药加水煎服。

主治：单纯性肥胖症，大便干燥偏实证者。

单方 2

用药：赤小豆60克。

用法：熬汤食用，每日1剂。

主治：脾虚湿阻所导致的单纯性肥胖。

单方 3

用药：薏苡仁30克。

用法：将上药加水煎服，每日2次。

主治：脾虚湿阻所导致的单纯性肥胖。

单方 4

用药：王不留行1粒。

用法：将上药粘在胶布上，贴于脾或神门、肺、交感耳穴点，予以按压。每顿饭前按压5分钟，按压时有痛感为佳。每7日更换1次，4次为1疗程。

主治：单纯性肥胖。

单方 5

用药：枸杞子适量。

用法：取枸杞子15克，开水冲泡后代茶饮，早、晚各1次，连续服用4个月。

主治：肥胖症。

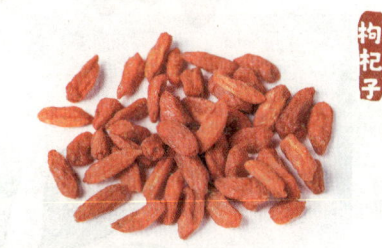

枸杞子

单方 6

用药：山楂10~15克。

用法：将上药加水煎煮，代茶饮。

主治：食滞中焦所导致的单纯性肥胖。

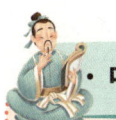

中医贴士

单纯性肥胖症患者需注意均衡饮食，减少高热量、高脂肪食物摄入，增加蔬菜、水果及全谷物的比例，控制总热量；保持规律作息，充足睡眠有助于调节代谢；加强体育锻炼，选择适合自己的有氧运动，如快走、游泳、骑车等。

土单方

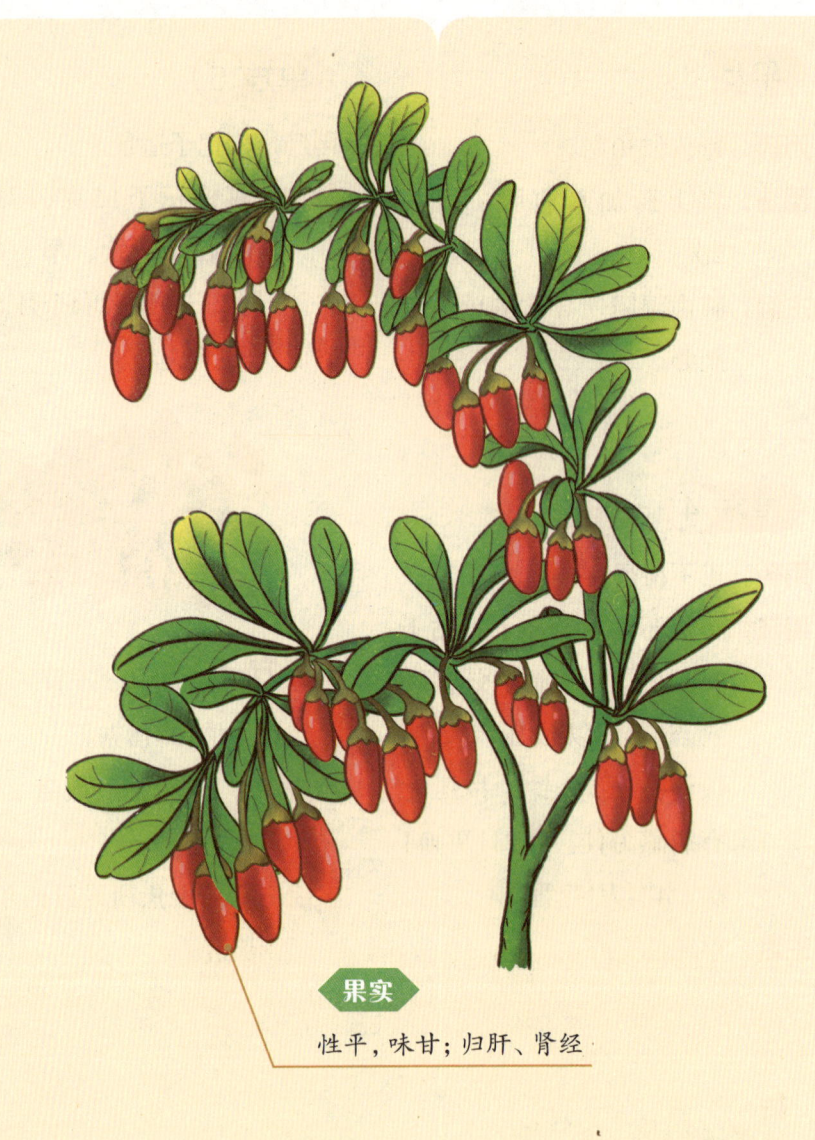

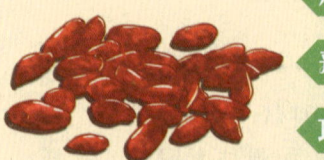

枸杞子

果实

性平，味甘；归肝、肾经

别　　名	苟起子、枸杞红实、甜菜子
来　　源	茄科植物宁夏枸杞的干燥成熟果实
功　　效	滋补肝肾，益精明目
主　　治	肝肾阴虚及早衰

痛风

痛风是指体内嘌呤代谢障碍、尿酸生成过多或（和）尿酸排泄减少，导致血中尿酸浓度增高所引起的疾病，在40岁以上男性群体中发病率较高，饮食是诱发痛风的关键因素。急性痛风发作后会出现关节红肿等症状，通常要1～2周才能完全缓解。反复发作的话可能诱发慢性关节炎，导致关节畸形、活动受阻乃至肾病和肾结石。

痛风鉴别要点

类别	原发性痛风	继发性痛风	特发性痛风
病因	遗传因素和环境因素共同作用致病，有一定家族易感性	主要由肾脏疾病、药物、肿瘤化疗或放疗等引起	原因不明
典型症状	高尿酸血症，急性关节炎反复发作，形成痛风石，严重者可导致关节活动障碍和畸形、泌尿系统结石及痛风性肾病	血尿酸浓度、尿路结石的发生率等比原发性痛风更高，且发病隐蔽，易被原发疾病掩盖	疼痛剧烈，往往在夜间出现，关节及其周围会出现红、肿、热、痛以及功能受限

效验良方

单方 1

用药：川芎适量。

用法：将上药焙干，研成细粉，过80～100目筛，取棉布1块（据患部大小而定）做成药袋，装入药粉后热敷患处，每日3次。

主治：痛风。

单方 2

用药：山慈菇5克。

用法：将上药加水浓煎取汁，去渣后加蜂蜜调匀，早、晚分服，每日1剂。

主治：痛风。

单方 3

用药：车前子30克。

用法：将上药用纱布包好，水煎，代茶饮，每日1剂。

主治：痛风属湿热者。

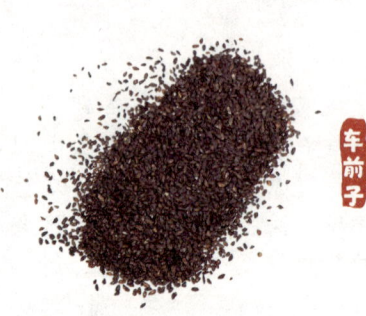

单方 4

用药：小茴香120克。

用法：将上药加入500克食盐中，一起放锅内炒热，治疗时取出一半用纱布包裹起来做成药袋，热敷患处，另一半继续加热。药袋变凉后便换另一半，同时将变凉的一半加热。每日进行数次，反复数日。

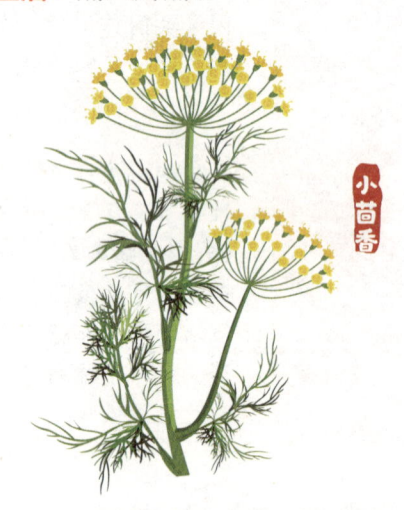

主治：痛风疼痛。

车前子

小茴香

·中医贴士·

痛风患者应尽量减少食用高嘌呤食物，如鱼子酱、乳酸饮品、海参、动物内脏、笋类等，而要多食用低嘌呤食物，如蔬菜、水果、五谷杂粮等；要格外重视肥胖情况，遵照医嘱进行身体检查，并尽量避免参加强度过高的运动。

甲状腺功能亢进症

甲状腺功能亢进症即甲亢，是由于甲状腺合成释放过多的甲状腺激素，造成机体代谢亢进和交感神经兴奋的病症。患者常有心慌、出汗、进食和便次增多以及体重减少等症状，还可能出现突眼、眼睑水肿、视力减退等眼部症状，部分患者伴有甲状腺肿大。甲亢若不及时治疗，可导致心脏、肝脏等多器官损伤。

甲亢基本病因

毒性弥漫性甲状腺肿（Graves病）	这是一种自身免疫性甲状腺疾病，甲亢是其主要特征之一
毒性结节性甲状腺肿	多发生在缺碘地区，是自主性甲状腺激素分泌增加所致
下丘脑－垂体病变	垂体瘤、下丘脑垂体功能紊乱等会导致甲状腺激素分泌增加，出现甲亢
甲状腺炎	甲状腺炎会导致腺体中的过量甲状腺激素泄漏到血液中

效验良方

单方 1

用药：黄药子10克。
用法：加水煎2次，混合到一起，早、晚分服，每日1剂。
主治：甲亢。

单方 2

用药：夏枯草30克。
用法：水煎服，每日1剂。
主治：甲亢。

夏枯草

蒲公英

土单方

单方 3

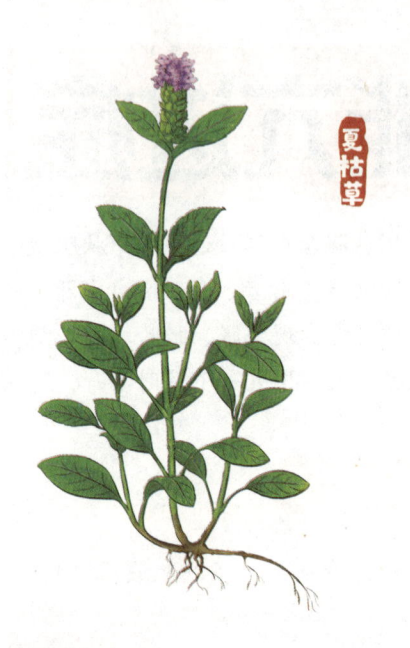

用药： 蒲公英60克。

用法： 取上药，加水煎煮取汁2碗。温服1碗，剩下1碗趁热熏洗。

主治： 甲亢术后突眼加重症。

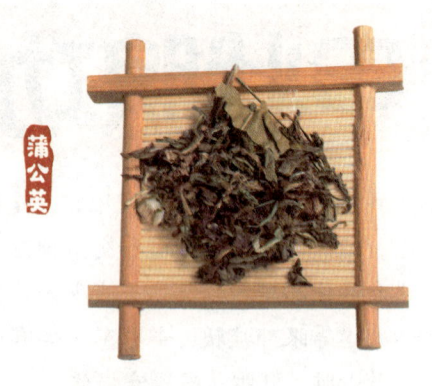

单方 4

用药： 青柿子1 000克。

用法： 将上药去柄洗净，捣烂后绞成汁，放在锅中煎煮至黏稠，加入蜂蜜再煎煮至黏稠，冷却后即可。用时取1汤匙，用沸水冲服，每日2次，连服10~15日。

主治： 甲亢所致烦躁不安、性急易怒、面部烘热。

• 中医贴士 •

患者应充分休息，急性期、心功能不全或心律失常者应卧床休息；要注意保护角膜和球结膜，避免光、风、灰尘刺激，同时保证大便顺畅，必要时可使用缓泻剂；居所要保持安静，避免情绪刺激。

第4章 心内科

疾病常用土单方

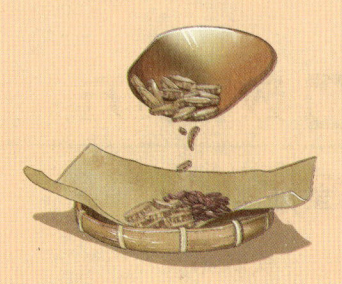

心内科疾病主要涉及心脏和血管，包括冠状动脉疾病、心律失常、心力衰竭、高血压等。这些疾病可能导致胸痛、呼吸困难、心悸等症状，严重时可危及生命。心内科疾病的诊断和治疗需要综合心电图、超声心动图、实验室检查等检查结果进行药物治疗和介入手术等。

高血压

高血压是血液在血管中流动时对血管壁造成的压力值持续高于正常的现象，大部分病因至今仍未明确。高血压患病率极高，我国近三分之一的成年人都是高血压患者，且患者日益年轻化。高血压的症状表现包括心悸、耳鸣、头痛、头晕、乏力、心烦、肢体麻木、面色潮红等，晚期会引发脑、心、肾等重要器官的病变。

血压分类

类别	收缩压（mmHg）		舒张压（mmHg）
正常血压	90~139		60~89
高血压	≥140	和（或）	≥90
1级高血压	140~159	和（或）	90~99
2级高血压	160~179	和（或）	100~109
3级高血压	≥180	和（或）	≥110

效验良方

单方 1

用药： 钩藤30克。

用法： 取上药，加水100毫升煎煮10分钟，每日1剂，早、晚分服。

主治： 高血压。

单方 2

用药： 葛根10~15克。

用法： 将上药用水煎。分2次口服，每日1剂，连用2~8周。

主治： 高血压。

单方 3

用药：决明子适量。

用法：将上药炒黄，捣成粗粉，取3克药粉，加糖，开水冲泡后服用，每日3次。

主治：高血压。

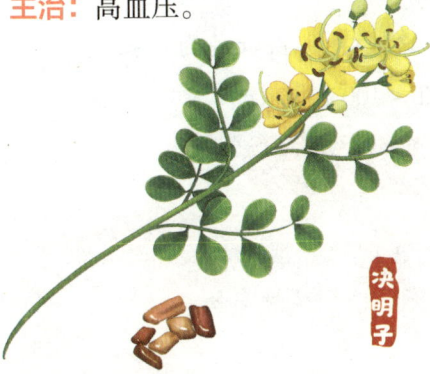

决明子

单方 4

用药：夏枯草45克。

用法：将上药放入砂锅，加入350毫升清水，煎煮成150毫升，过滤取汁，往药汁里加入30毫升蜂蜜，再用文火浓煎成膏状（约120毫升），口服，分3次服用，连服15日为1个疗程。

主治：原发性高血压。

单方 5

用药：桑寄生20克。

用法：将上药放入200毫升清水中，煎至100毫升，每日服1次，10日为1个疗程。

主治：高血压。

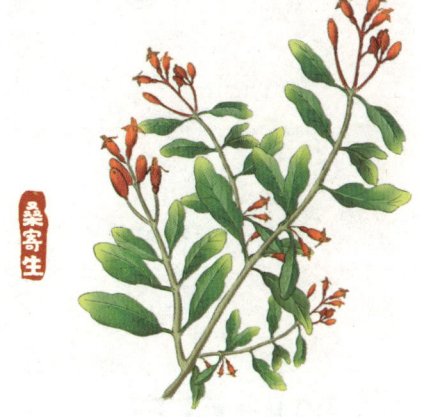

桑寄生

第4章 心内科疾病常用土单方

· 中医贴士 ·

高血压患者要营造一个身心舒适的生活环境，科学调节情绪，以积极乐观的心态处理生活和工作中的事务；同时可适当参加锻炼，控制体重，避免体内脂肪含量过高；适当减少钠盐的摄入，合理增加钾盐的摄入；戒烟，同时避免被动吸烟，以保护血管内壁。

贫 血

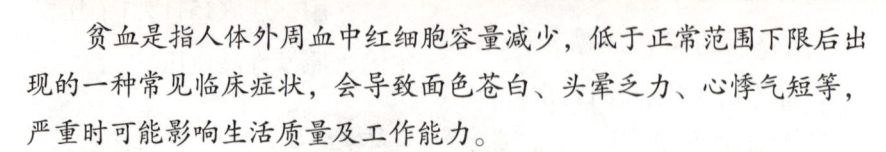

贫血是指人体外周血中红细胞容量减少，低于正常范围下限后出现的一种常见临床症状，会导致面色苍白、头晕乏力、心悸气短等，严重时可能影响生活质量及工作能力。

国内诊断贫血的标准为：成年男性Hb（血红蛋白）<120克/升，成年女性Hb<110克/升，孕妇Hb<100克/升。

贫血的分类方法

细胞计量学	大细胞性贫血	正常细胞性贫血	小细胞低色素性贫血	
严重程度	轻度贫血	中度贫血	重度贫血	极重度贫血
病因和发病机制	红细胞生成减少性贫血	红细胞破坏增生性贫血	失血性贫血	

效验良方

单方 1

用药： 制何首乌50克。

用法： 将上药与300克瘦猪肉一起炖熟，分两次吃肉喝汤，每日1剂。

主治： 贫血。

单方 2

用药： 鹿茸粉适量。

用法： 每次取1克，用温开水服下，每日2次，连服3个月。

主治： 再生障碍性贫血。

单方 3

用药： 党参500克。

用法： 将上药洗净泥沙，去芦头后切片，再放在砂锅内，加适量冷水浸没，1小时后用小火煮取浓汁，共煮汁4次，每次煮30~40分钟，在煮取第4次汁后，去渣，将4次药汁混和。再用大火加温浓缩，药汁稠厚后加白糖适量，趁温搅匀成膏。每日早、晚各取10毫升用温开水冲服，儿童酌减。

主治： 年老或病后气血衰弱、乏力等。

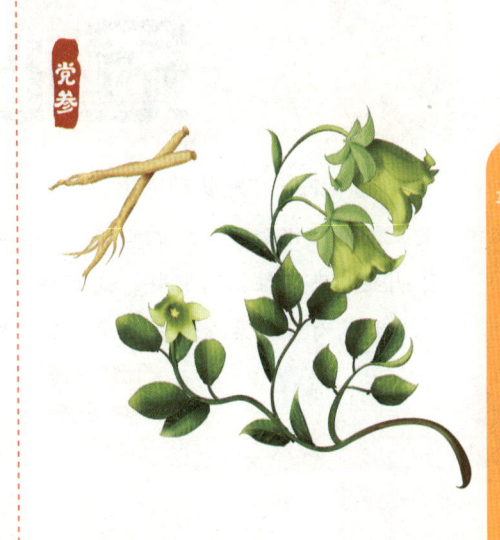

党参

单方 4

用药： 鹿茸适量。

用法： 每次取上药1克，口服，每日2次，用温开水送下，连服3个月。

主治： 再生障碍性贫血。

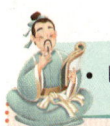

第4章 心内科疾病常用土单方

· 中医贴士 ·

贫血患者要保证充足的休息，特别是重症患者，必须卧床休息。贫血时易出现皮肤感染，因此要注意清洁皮肤。患者要保持高蛋白、高热量、高铁和高维生素饮食，注重摄取动物肝脏、牛肉、绿色蔬菜。口腔疼痛和口腔黏膜溃疡的患者，要少吃多餐，多饮水。

冠心病

冠心病即"冠状动脉粥样硬化性心脏病",这是一种冠状动脉血管发生粥样硬化病变导致的心脏疾病。40岁以上中年人高发,但年轻化趋势明显,患者往往有肥胖、高血糖、高血压、高血脂等情况。部分患者无症状,有症状常表现为心悸、心绞痛、呼吸急促等。

冠心病鉴别要点

类别	慢性冠脉疾病	急性冠脉综合征
病因	冠状动脉粥样硬化	在冠状动脉粥样硬化的基础上,冠状动脉内粥样斑块破裂、表面破损或出现裂纹,继而出血和形成血栓,引起冠状动脉不完全或完全梗阻,以致心肌供血严重不足
典型表现	发作时可能有胸闷、胸痛、头晕等症状	多数患者发病前数日或数周有乏力、胸部不适,活动时心悸、气急等表现,发病时心前区疼痛、心律失常、低血压和休克等,全身出现发热
预后	通常认为其预后比急性冠脉综合征好,但有转变为后者的风险	及时治疗可以挽救生命、缓解症状,若延误则通常预后不佳

效验良方

单方 ①

用药: 麦冬45克。

用法: 将上药放入水中煮,煮开后倒出药汁,再加水重新煮。煮2~3次,将所得的药汁混合在一起,再煮至30~45毫升。分3次服用,每日1剂。

主治: 冠心病、心绞痛。

单方 2

用药： 白菊花300克。

用法： 将上药加入清水中，煎2次，将药汁混合后浓缩至500毫升。每次服用25毫升，每日2次，2个月为1个疗程。

主治： 冠心病、心绞痛。

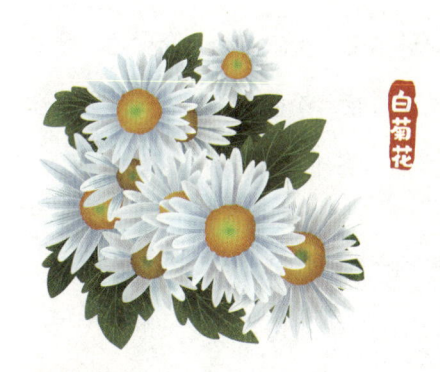

白菊花

单方 3

用药： 丹参10~15克。

用法： 将上药用水煎服，每日早晚各服用1次。也可取丹参50克，浸入1000毫升白酒中，7日后即可饮用，每日早、晚饮用25~50毫升。

主治： 气滞血瘀之冠心病、心绞痛、胸闷、心悸。

单方 4

用药： 三七适量。

用法： 将上药研为细粉，用温开水冲服，每次6克，每日2次。

主治： 冠心病、心绞痛。

三七

·中医贴士·

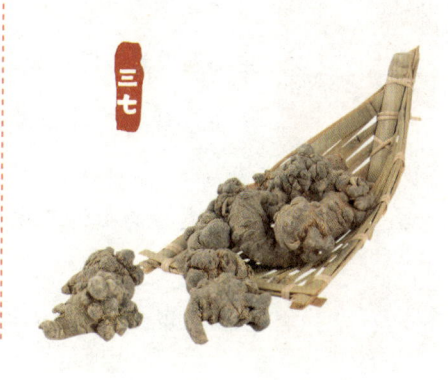

患者要学会调整心态，保持积极稳定的情绪；还要注意根据天气变化增减衣物，避免过冷或过热；避免久坐，可适当进行锻炼，但注意切勿过度劳累；饮食要清淡，保持大便通畅；同时戒烟戒酒，并远离可能吸到二手烟的环境。

心 悸

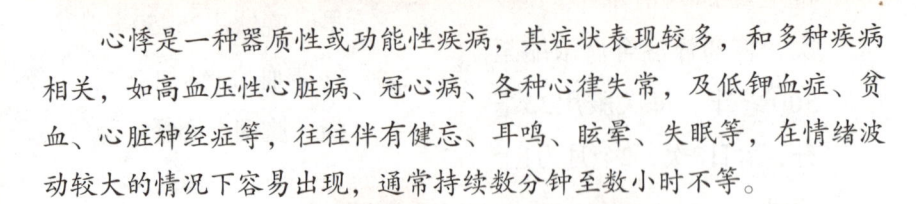

心悸是一种器质性或功能性疾病，其症状表现较多，和多种疾病相关，如高血压性心脏病、冠心病、各种心律失常，及低钾血症、贫血、心脏神经症等，往往伴有健忘、耳鸣、眩晕、失眠等，在情绪波动较大的情况下容易出现，通常持续数分钟至数小时不等。

心悸临床分类

心虚胆怯证	主要表现为心悸不宁、坐卧不安、失眠多梦、食少纳呆等
心血不足证	主要表现为心悸气短、头晕目眩、面色无华、失眠健忘等
阴虚火旺证	主要表现为心悸易惊、心烦、盗汗、失眠、耳鸣、腰酸、急躁易怒等
心阳不振证	主要表现为心悸不安、胸闷气短、面色苍白、形寒肢冷等
水饮凌心证	主要表现为心悸眩晕、胸闷痞满、小便短少、怕冷、恶心等
瘀阻心脉证	主要表现为心悸不安、胸闷、阵发性心痛、口唇指甲青紫等
痰火扰心证	主要表现为阵发性心悸、胸闷、心烦、失眠、大便秘结等

效验良方

单方 1

用药：玉竹15克。

用法：将上药浓煎，分2次服用。

主治：心悸属心阴虚者。

单方 2

用药：人参15~20克。

用法：将上药加水浓煎，分2~3次口服，每日1剂。

主治：完全性房室传导阻滞。

单方 3

用药： 延胡索适量。

用法： 将上药研为细粉，每次取5~10克，开水冲服，每日3次。

主治： 心律失常。症见胸闷不适、心悸心慌、脉律不齐。

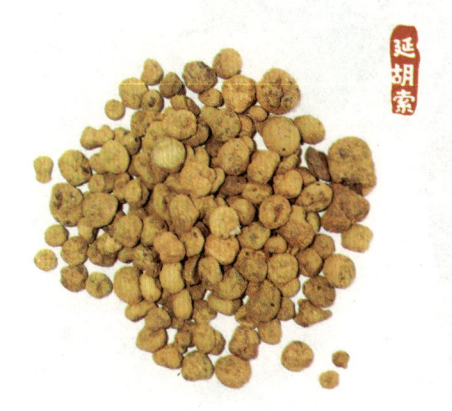

延胡索

单方 4

用药： 川郁金适量。

用法： 将上药研为细粉（也可制成片剂），口服5~10克（如无不适反应，可加大到10~15克），每日3次，3个月为1个疗程。

主治： 心悸心慌、胸闷烦躁、脉律不齐。

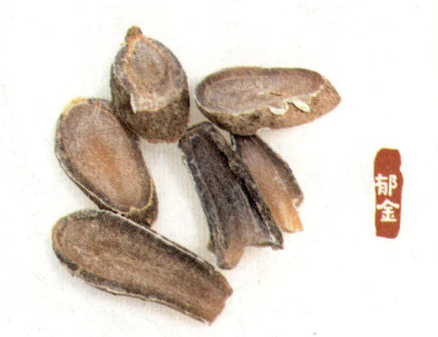

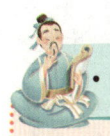

郁金

·中医贴士·

　　心悸与多种疾病相关，治疗时要确定究竟是哪种原因诱发了心悸。患者要保持积极愉悦的心态，避免较大的情绪波动；在饮食方面应注意补充营养，但应以清淡为主，不可大吃大喝，过多摄入咖啡因、乙醇等也可能引发心悸，患者不宜摄入过多；很多药物可能直接或间接引起心悸，例如，尼莫地平、硝酸甘油、阿托品、氨茶碱、阿米替林等；患者需要咨询医生用药。

土单方

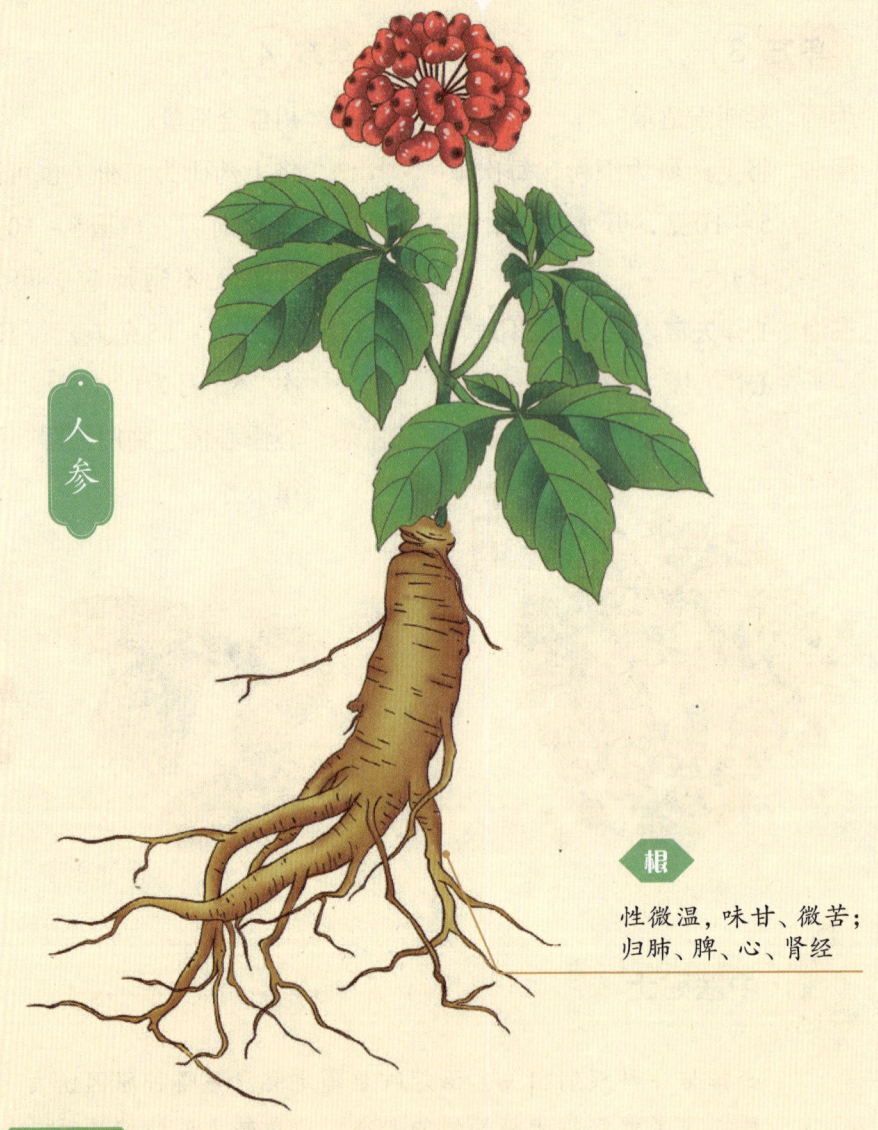

人参

根
性微温，味甘、微苦；归肺、脾、心、肾经

别 名	人衔、鬼盖、黄参、土精、血参
来 源	五加科植物人参的干燥根和根茎
功 效	大补元气，补脾益肺，生津养血，安神益智
主 治	气虚欲脱，脾气不足，中气下陷，肺虚喘咳，气短乏力，津伤口渴，失眠健忘，阳痿宫冷等

第5章 神经科疾病常用土单方

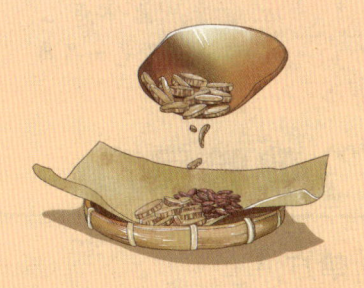

神经科疾病涉及中枢和周围神经系统，是一类广泛且复杂的疾病，包括脑血管疾病、神经衰弱、癫痫、脑卒中等。这些疾病症状多样，可能导致运动、感觉、认知功能障碍，严重影响生活质量，治疗需根据具体病情，结合药物、手术、康复等多种方法进行。

偏头痛

偏头痛是一种常见、反复发作的原发性头痛，常表现为一侧或两侧的搏动性剧烈头痛，可伴有恶心、呕吐、畏光、畏声等症状。其常见类型包括无先兆偏头痛、有先兆偏头痛和慢性偏头痛等。压力过大、睡眠不足、饮食不合理（如过量摄入咖啡因或乙醇等）、环境变化等都可能诱发偏头痛，且常有遗传背景。

偏头痛鉴别要点

类别	无先兆偏头痛	有先兆偏头痛	慢性偏头痛
发作时间	常持续4~72小时	常在5~20分钟内逐渐加重，持续不超过60分钟	发作超过15日，连续3个月或3个月以上，每月至少发作8日
典型症状	头痛前无先兆症状，反复发作，多位于单侧的搏动性疼痛，疼痛程度为中度或重度；常伴恶心、呕吐、畏光和畏声	具有典型先兆，即反复发作的可逆的神经系统症状：眼前出现闪光、亮点等，或者视野缺失、肢体麻木等	主要表现为发作性、偏侧搏动性头痛，伴恶心、呕吐等，经一段间歇期后再次发病

效验良方

单方 1

用药：蜈蚣1克。

用法：将上药研磨。冲服，每日3次。

主治：偏头痛。

单方 2

用药：荆芥穗15克。

用法：将上药研为细末，用热水冲服，每日3次。

主治：偏头痛。

荆芥穗

单方 3

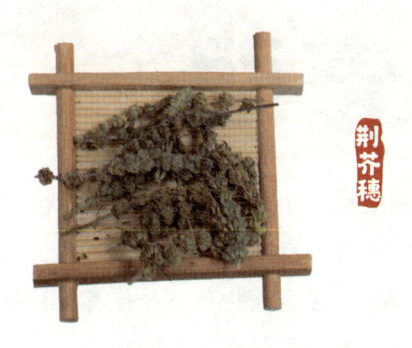

用药：鲜威灵仙根1把。

用法：将上药洗净、去筋、捣烂，用糖拌后敷在患处。

主治：偏头痛。

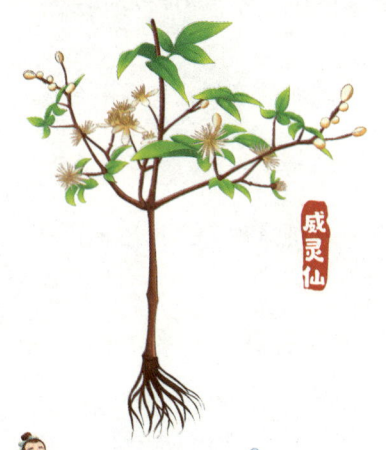

威灵仙

单方 4

用药：川芎15克。

用法：取鸡蛋2个，将川芎放入水中煎煮取汁，然后用药汁煮鸡蛋。顿服，每日1次。5~7日为1个疗程。

主治：偏头痛。

单方 5

用药：荷叶15克。

用法：将上药用水煎服，每日1剂。也可研末冲服9克。

主治：偏头痛。

荷叶

第5章 神经科疾病常用土单方

·中医贴士·

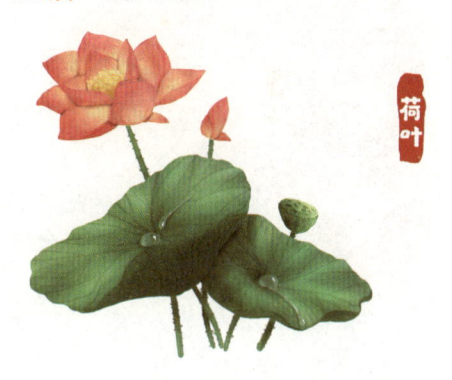

患者应避开强光、噪声环境，避免情绪刺激等；保持作息规律，心情放松；应避免食用巧克力、香蕉、乳酪等高钾或具有刺激性的食物；还应戒烟戒酒。

神经衰弱

神经衰弱是一种以脑和躯体功能衰弱为主的神经症，长期的情绪紧张和精神压力过大容易诱发此病。患者常感到脑力和体力不足、注意力不集中、记忆力减退，可能会烦躁、焦虑或抑郁，并伴有各种躯体不适和睡眠障碍。进行体质检查时，不会发现器质性损害。

神经衰弱的鉴别诊断

神经衰弱与抑郁症	神经衰弱可出现抑郁症状，但通常是轻微、继发、不占主导地位的
神经衰弱与焦虑症	神经衰弱的焦虑程度很轻，多为烦恼与紧张
神经衰弱与精神分裂症	精神分裂症早期可出现神经衰弱，但逐渐会被其他严重症状取代
神经衰弱与疲劳反应	疲劳反应通常短暂、可迅速恢复，神经衰弱则迁延不愈

效验良方

单方 1

用药： 珍珠母适量。

用法： 将上药研成细末，装入胶囊，每粒装0.3克。用时取2粒，开水送下，每日3次。

主治： 神经衰弱、头晕胀痛、失眠心悸。

单方 2

用药： 徐长卿适量。

用法： 取上药打碎，研粉后制成散剂，每次取10~15克口服，每日2次，20日为1个疗程。

主治： 神经衰弱。

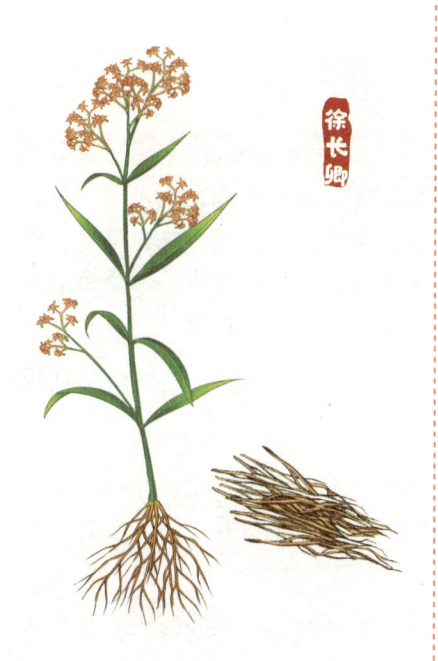

单方 3

用药： 丹参30克。

用法： 取上药水煎，早、晚分2次口服，每日1剂，30日为1个疗程。

主治： 神经衰弱。

单方 4

用药： 五味子6克。

用法： 将上药用水煎服，分3次服。

主治： 神经衰弱。

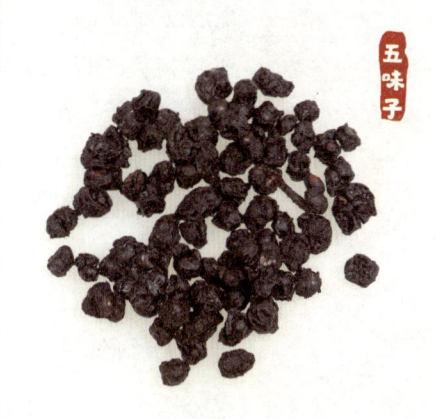

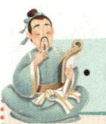

第5章 神经科疾病常用土单方

中医贴士

患者要进行体育锻炼来缓解焦虑，消除疲劳；还要合理安排作息时间，注意劳逸结合；用脑时要适度，适当调整生活和工作节奏，避免压力过大；尽量让自己的生活环境安静，温度适宜。

癫痫

癫痫是一种常见的神经系统疾病，俗称羊癫风、羊角风等，主要特征是会突然间毫无缘由发作，且会反复发作。突然发作时患者可能会意识丧失、倒地，身体出现抽搐、痉挛，牙关紧闭，口吐白沫等症状，但清醒后如常人。癫痫发作会对患者的生活造成严重影响，甚至危及生命。

癫痫的发作情况

类别	概述
大发作（全身性发作）	半数患者有头昏、精神错乱、视听障碍等先兆，发作时患者会发出叫声，意识丧失并跌倒，全身肌肉强直、呼吸停顿，随后出现阵挛性抽搐、口吐白沫，部分患者会大小便失禁，抽搐后全身松弛或进入昏睡
小发作	短暂意识障碍或丧失，无全身痉挛现象，有时有节律性眨眼、上肢抽动等动作
精神运动性发作（复杂部分性发作）	发作突然，患者意识模糊，有吮吸、叫喊、奔跑等不规则及不协调动作，持续数小时乃至数日，患者对发作经过毫无记忆
局限性发作	一侧口角、手指或脚趾发作性抽动或感觉异常，可扩展至身体一侧，累及两侧时表现为大发作

效验良方

单方 1

用药：白果适量。

用法：取上药，烧炭存性，研为细末。每次3克，每日3次，用酒吞服，于发病后连续服完。

主治：癫痫。

单方 2

用药： 大枣7枚。

用法： 将大枣去除枣核，将和好的黄米面塞入枣内，放入碗中，加入250毫升白酒，将其点燃，酒烧完即可。每天早晨取1枚服用，7日为1个疗程。

主治： 癫痫。

单方 3

用药： 鲜鸡蛋3个。

用法： 将鸡蛋和60%vol以上白酒90毫升放入铁勺，点燃酒后不断用筷子翻动鸡蛋，七八成熟时敲开蛋壳继续烧，蛋熟后灭火，趁热空腹一次吃完，连吃100日。

主治： 癫痫。

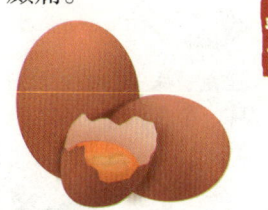

单方 4

用药： 蜈蚣1～3克。

用法： 将上药煎汤饮下。若研末吞服，每次0.6～1克。

主治： 癫痫。

单方 5

用药： 吴茱萸适量。

用法： 将上药研成细末，撒在脐窝，外用胶布固定。

主治： 癫痫发作。

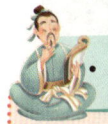

中医贴士

癫痫患者应注意情绪健康，努力营造身心舒适的生活环境，避免过度劳累或大喜大悲；尽量避免参与劳动强度大的活动或工作；有些种类的癫痫不适合家庭治疗，如脑部肿瘤等引起的癫痫，这类患者应尽快在家人的陪同下就医；癫痫患者的饮食宜清淡，避免食用生冷食物、甜度较高的食物、助热食物和刺激性食物。

果实

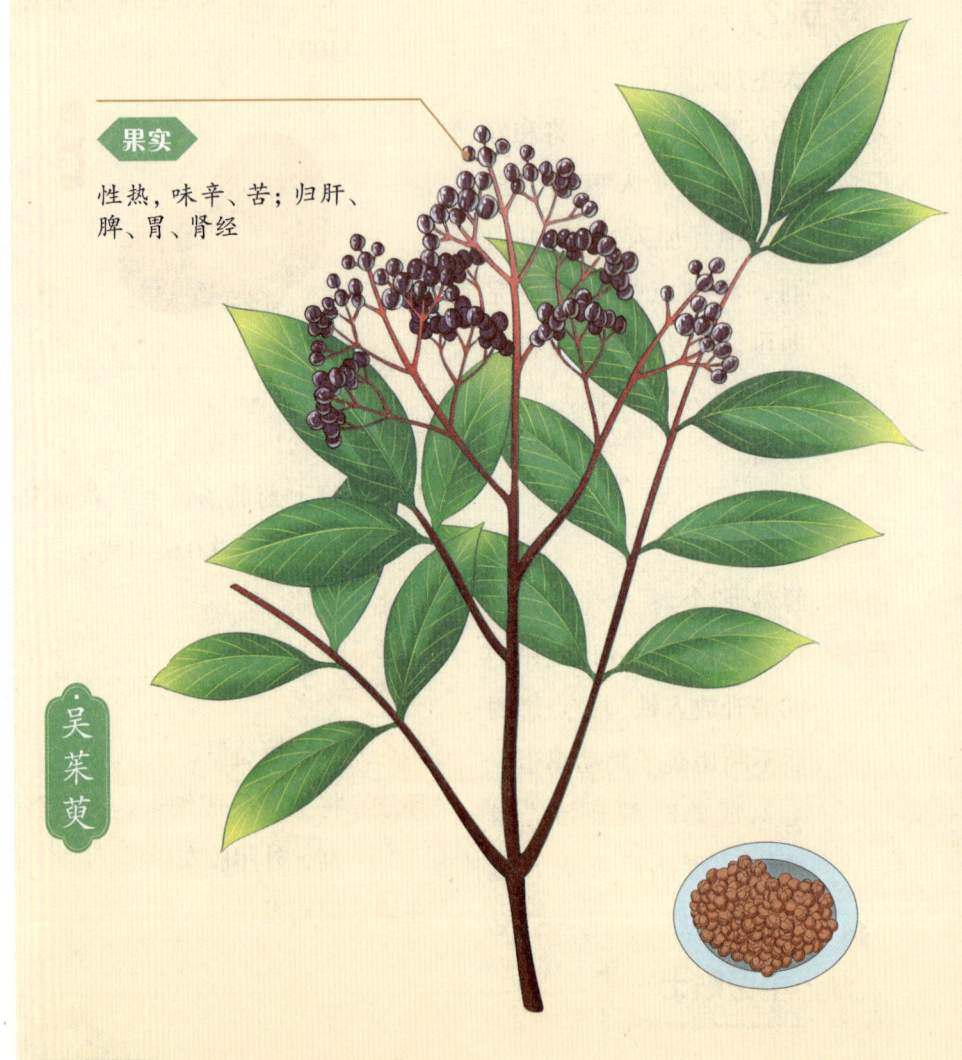

性热,味辛、苦;归肝、脾、胃、肾经

· 吴茱萸

别　　名	吴萸、茶辣子、漆辣子
来　　源	芸香科植物吴茱萸、石虎或疏毛吴茱萸的干燥近成熟果实
功　　效	散寒止痛,降逆止呕,助阳止泻
主　　治	厥阴头痛,寒疝腹痛,呕吐吞酸,五更泄泻

失 眠

失眠是一种常见的睡眠障碍，会导致睡眠时间不足或睡眠质量下降，时间长了会影响日常的精神状态，导致注意力不集中、记忆力减退，还可能诱发情绪问题，如焦虑、抑郁，甚至影响身体健康，增加患心血管疾病、糖尿病等慢性疾病的风险。失眠种类繁多，如难以入睡、入睡后频繁醒来，或者早醒并且醒后难以重新入眠等，噩梦连连、醒后精神难以恢复也属于失眠范畴。

失眠鉴别要点

类别	原发性失眠	继发性失眠	其他
病因	通常缺少明确病因，或在排除可能引起失眠的病因后仍有失眠症状	由身体疾病、精神障碍、药物滥用等引起	失眠，同时合并其他疾病，难以确定这些疾病与失眠的因果关系
持续时间	通常长期存在，持续数周甚至数月	取决于基础疾病的治疗和控制，可能是短期的，也可能是长期的	取决于合并疾病的存在时间

效验良方

单方 1

用药： 吴茱萸30克。

用法： 将上药放入800毫升清水中，煎煮至500毫升，加入100毫升米醋，每日睡前轮换浸泡双足，每次30分钟。

主治： 失眠。

单方 2

用药： 小叶薄荷15克。

用法： 将上药用水煎服，每日1剂。

主治： 失眠、心悸。

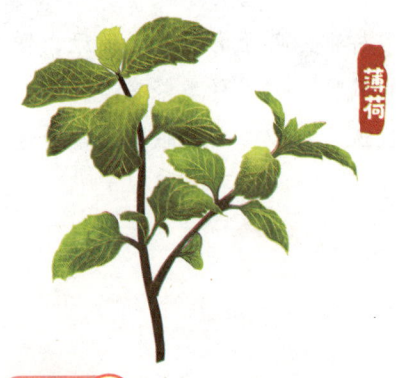

单方 3

用药： 朱砂3～5克。

用法： 找一块干净的白布，涂上少许糨糊，将朱砂研成细末，均匀撒在糨糊上。每晚先用热水洗脚，睡前外敷涌泉穴，用胶布固定好。

主治： 失眠。

单方 4

用药： 人参3～9克。

用法： 取上药，加水煎服，每日1剂。也可将参片放入碗中，隔水蒸熟后服下。

主治： 心气不足之惊悸失眠。

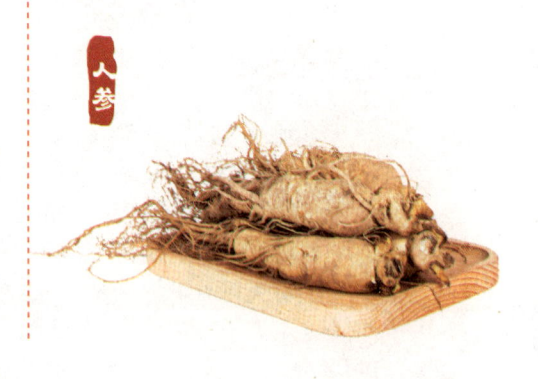

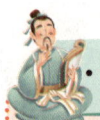

· 中医贴士 ·

失眠症状如果较轻微，不必过于忧虑，应积极调整生活习惯，加以改善。睡前应营造良好的睡眠氛围，不看刺激性强的影片，不做剧烈运动，使身心处于愉悦放松的状态。想要拥有良好的睡眠，仅靠调整作息规律是不够的，还应注意饮食规律，在睡前不应吃过多食物，也不要饮用具有提神醒脑作用的饮品，如咖啡、茶等。

脑卒中

　　脑卒中，又称"中风"，是一种急性脑血管疾病，分为缺血性和出血性两种。缺血性脑卒中是因血管阻塞导致脑部缺氧，从而突然出现说话含糊不清、口角㖞斜、半身不遂、昏迷等症状，甚至危及生命。出血性脑卒中是由脑血管破裂出血压迫脑组织所致，症状与前者类似。脑卒中发病率、致残率和死亡率均高，且易留下后遗症，必须迅速识别症状并送医治疗。

中风鉴别要点

类别	缺血性脑卒中	出血性脑卒中
亚型	短暂性脑缺血发作，可逆性神经功能障碍，进展性卒中，完全性卒中	脑实质出血、自发性脑室出血、蛛网膜下腔出血
病因	脑供血动脉（颈动脉和椎动脉）狭窄或闭塞、脑供血不足，导致脑组织坏死	动脉瘤、脑动静脉畸形、外伤等因素，引发脑出血
症状	急性发作前可能有短暂性的肢体无力，也可能没有任何征兆突发脑梗死，随即出现单侧肢体无力或麻木、单侧面部麻木或口角㖞斜、言语不清、视物模糊、恶心呕吐等症状	症状突发，多在活动中起病，常出现头痛、恶心、呕吐、意识障碍及肢体瘫痪等症状

效验良方

单方 1

用药： 豨莶草250克。

用法： 将上药晒干，研成细末，炼蜜为丸，每次开水送服9克，每日2次。

主治： 中风半身不遂，口眼㖞斜。

第5章 神经科疾病常用土单方

单方 2

用药： 鲜苍耳根60克。

用法： 将上药加水2500毫升，煮沸后熏洗患肢，每日1次，7次为1个疗程。

主治： 中风后遗症肢肿。

单方 3

用药： 独活300克。

用法： 将上药加水3升，煮取1升，分服。

主治： 产后中风，虚人不可服他药者。

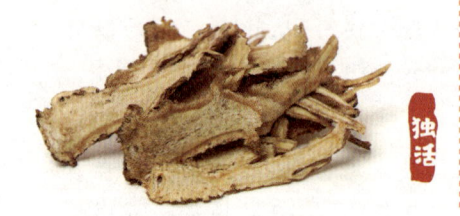

单方 4

用药： 大皂角（皂荚）250克。

用法： 取上药，去皮，研成末，加适量陈年老醋调匀，外敷患处，左侧发病就涂右侧，右侧发病就涂左侧，药干之后再涂。

主治： 中风口噤。

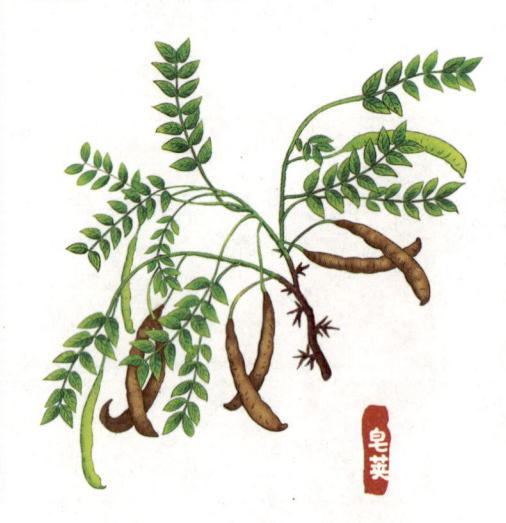

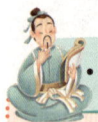

·中医贴士·

患者应积极调整精神状态，坚持进行运动，以维护肌肉功能、刺激肌肉神经。为恢复语言功能，患者要多与他人交流。卧床的患者要避免长时间保持同一个姿势，预防褥疮。患者的房间应适当通风，以免发生感冒；患者应尽量选取易消化的食物，吃饭时尽量细嚼慢咽，以防发生吸入性肺炎。

第6章 骨科疾病常用土单方

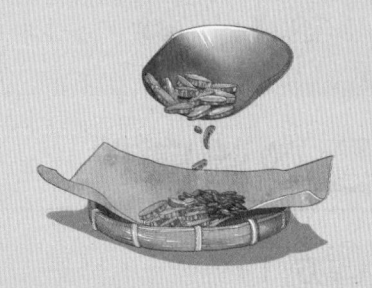

骨科疾病主要涉及人体骨骼、关节、肌肉、韧带等结构的疾病，常见的包括骨折、骨质疏松、颈椎病以及运动损伤等。这些疾病可能由外伤、退行性改变、感染、肿瘤等多种原因引起，症状各异，如疼痛、肿胀、活动受限等，影响关节活动和生活质量。治疗方法包括药物、手术及物理方法等。

风湿性关节炎

土单方

　　风湿性关节炎是一种常见的急性或慢性结缔组织炎症，发病与A组链球菌密切相关。它主要影响大关节，如膝关节和踝关节，导致关节红肿、疼痛和功能障碍，也可以反复发作并危及心脏。急性炎症症状通常会持续2~4周后消退，若不及时治疗，可能会导致关节畸形，影响活动功能。

风湿与类风湿的区别

类别	风湿性关节炎	类风湿性关节炎
病因	与A组链球菌密切相关，可由寒冷、潮湿的天气诱发	可能与免疫、遗传、感染、吸烟等因素有关，与寒冷、潮湿的环境无显著相关
症状表现	对称性、游走性疼痛，并伴有红、肿、热的炎症表现	发热、关节疼痛、肿胀乃至畸形
好发人群	约80%的患者发病年龄在20~45岁，青壮年多见	好发于40~60岁的人群，一般女性高于男性

效验良方

单方 1

用药：金雀根50克。

用法：将上药用水煎服，每日3次。

主治：风湿性关节炎。

单方 2

用药：徐长卿根40~100克。

用法：将上药用水煎服，每日3次。

主治：风湿性关节炎。

单方 3

用药： 棉花籽100～150克。

用法： 将棉花籽放入锅中炒热，装进布袋里。先用生姜蘸白酒摩擦患处，直至患处发红为止；然后用热棉花籽袋在患处熨敷，每日熨敷1次。

主治： 风湿痛。

单方 4

用药： 淫羊藿100克。

用法： 取上药，研为极细末，加入适量鱼肝油软膏，调匀成膏，用棉签蘸药膏涂于患处，每日2次，7日为1个疗程。

主治： 风湿麻痹。

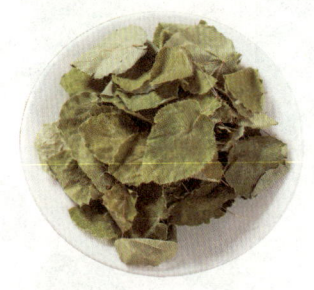

单方 5

用药： 干地黄90克。

用法： 将上药用清水洗净，切碎，加水600～800毫升，煎煮为300毫升，滤出药液，1～2次服完，每日1剂。

主治： 风湿性、类风湿性关节炎。

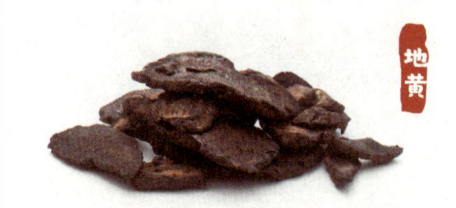

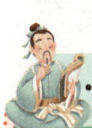

·中医贴士·

风湿性关节炎患者在恢复期间过度劳累会复发。因此，要劳逸结合，适度活动与休息都非常重要；要防止受寒、淋雨和受潮，平时要对关节处做好保暖工作；适当进行锻炼是非常必要的，对患者的康复有很大帮助。

淫羊藿

土单方

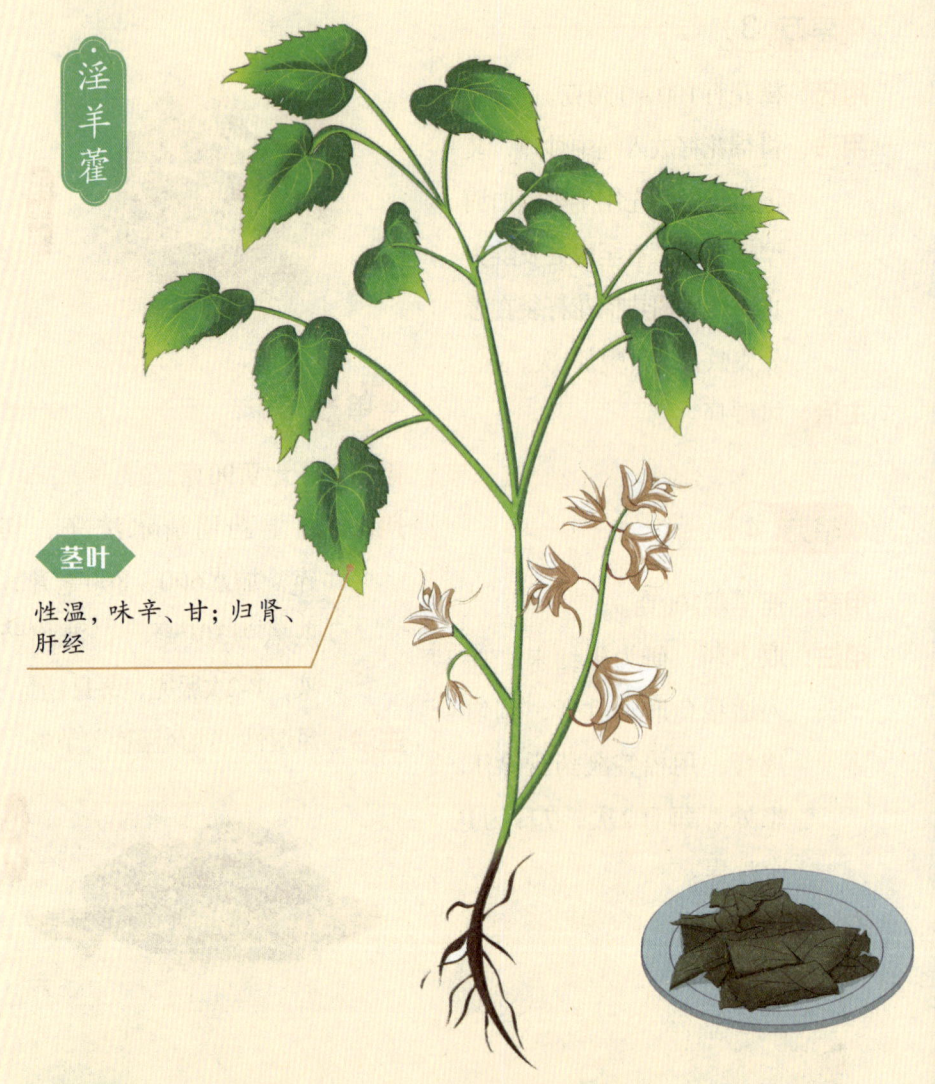

茎叶

性温,味辛、甘;归肾、肝经

别　名	刚前、仙灵脾、千两金、三枝九叶草
来　源	小檗科植物淫羊藿、箭叶淫羊藿、朝鲜淫羊藿、柔毛淫羊藿的干燥叶
功　效	补肾壮阳,强筋健骨,祛风除湿
主　治	肾阳虚衰,阳痿遗精,筋骨痿软,风湿痹痛,麻木拘挛等

骨质增生

骨质增生又称骨刺，是一种随年龄增长而出现的退行性改变，是人体为维持关节稳定性而做出的代偿性反应。骨质增生起病缓慢，没有全身症状，通常是多关节发病。其主要表现为椎骨、关节表面、边缘及骨突处的骨小梁和骨密度增加，受累关节伴有持续性隐痛，活动增加时疼痛会加重，休息后会有所缓解。有时还可能出现急性疼痛，同时伴有关节僵硬的感觉，偶尔还能听到关节内的摩擦音。骨质增生后期会出现关节肿胀、增大及运动受限。

第6章 骨科疾病常用土单方

骨质增生的日常护理

生活管理	术后护理
减少活动量，避免长期处于某一体位，劳逸结合	卧床休息，采取合适体位，患肢抬高
加强关节保暖，避免着凉	注意观察生命体征，有异常及时就医
适当锻炼，注重减肥	保持伤口清洁，避免感染

效验良方

单方 1

用药：威灵仙20克。

用法：将上药捣碎，用陈醋调成膏状。先将患足在热水中浸泡5~10分钟，擦干后将药膏涂在患处，外用纱布和胶布固定。每日换药1次。

主治：足跟骨刺疼痛。

单方 2

用药： 威灵仙100克。

用法： 将上药浸入1 000克食醋中，2~4小时后开火煮沸15分钟，稍温后先熏后洗患处20分钟，用力按摩患处。

主治： 跟骨骨刺疼痛。

单方 3

用药： 川芎45克。

用法： 取上药，研为细末，分为3份，装到薄布缝成的布袋内。将1袋药放在鞋内，直接接触痛处，每日换药1次，3个药袋交替使用。

主治： 跟骨骨刺。

单方 4

用药： 补骨脂适量。

用法： 将上药焙干研细末，装入布垫，放鞋内足跟着力处，10日为1个疗程。

主治： 足跟痛。

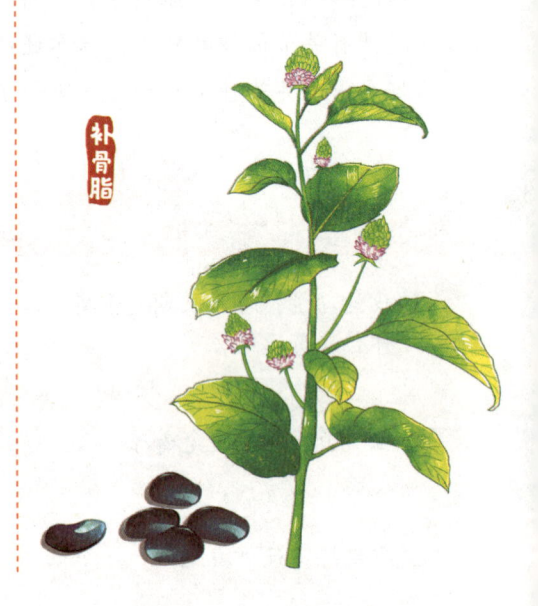

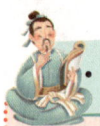

补骨脂

· 中医贴士 ·

骨质增生患者要避免进行过长时间的剧烈运动，减少对关节的压力；同时也要控制体重，减轻关节的负荷；关节部位要保暖，避免受寒受潮，这样能够防止关节受到不必要的刺激；在饮食方面，骨质增生患者应摄入高钙食物，如奶类、豆制品、坚果等。

川芎

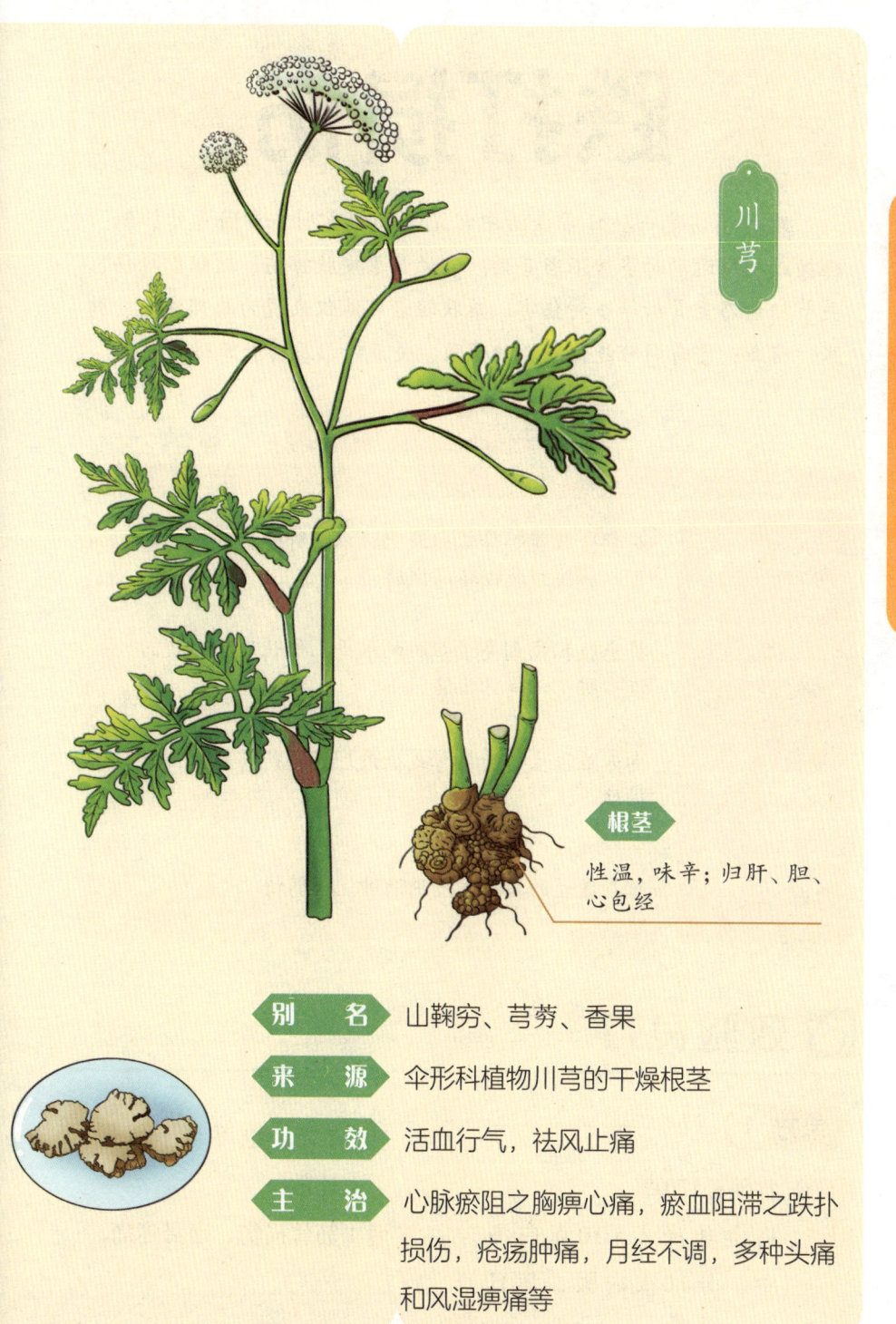

根茎

性温，味辛；归肝、胆、心包经

别　名	山鞠穷、芎䓖、香果
来　源	伞形科植物川芎的干燥根茎
功　效	活血行气，祛风止痛
主　治	心脉瘀阻之胸痹心痛，瘀血阻滞之跌扑损伤，疮疡肿痛，月经不调，多种头痛和风湿痹痛等

第6章 骨科疾病常用土单方

跌打损伤

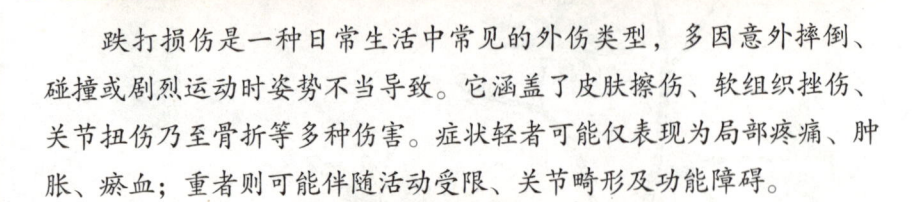

跌打损伤是一种日常生活中常见的外伤类型，多因意外摔倒、碰撞或剧烈运动时姿势不当导致。它涵盖了皮肤擦伤、软组织挫伤、关节扭伤乃至骨折等多种伤害。症状轻者可能仅表现为局部疼痛、肿胀、瘀血；重者则可能伴随活动受限、关节畸形及功能障碍。

消肿化瘀的方式

类别	简介
冷敷、热敷	局部冷敷能够降低血液循环以消肿；局部热敷则可以加快血液循环以化瘀
抬高患肢	将患肢抬高到高于心脏的水平，能让患肢血液回流心脏，以消肿化瘀
按摩或理疗	由专业医生进行按摩或微波理疗，能够加快血液循环
药物治疗	可在医生的指导下应用消肿化瘀药物

效验良方

单方 1

用药：骨碎补120克。

用法：将上药浸入500克白酒中，分10次内服，每日2次。也可晒干后研末外敷。

主治：筋骨损伤、瘀滞疼痛。

单方 2

用药： 一枝黄花50~100克。

用法： 将上药用水煎服，每日1剂，愈后即止。

主治： 胸腰伤。

单方 3

用药： 葛根100克。

用法： 将上药放入500毫升的清水中浓煎至200毫升。先热敷，然后浸泡患处。

主治： 跌打损伤。

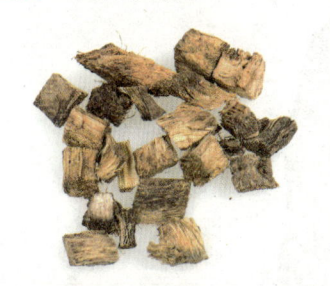

葛根

单方 4

用药： 生蒲黄6克。

用法： 将上药空腹时用温酒调服。

主治： 跌打损伤、血肿疼痛。

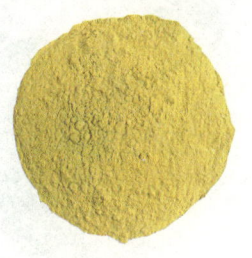

蒲黄

单方 5

用药： 新鲜韭菜根240克。

用法： 将上药加水3000毫升，煎至2500毫升，过滤后冷却，敷在患处，每日早、晚各1次。如果损伤发生48个小时以上需趁热敷。

主治： 外伤性肿痛。

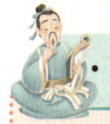

第6章 骨科疾病常用土单方

·中医贴士·

跌打损伤后，首先要观察伤口的位置和严重程度。如果伤口较浅，可以使用生理盐水或聚维酮碘（碘伏）进行处理，防止伤口发炎感染。清洗之后，再涂抹药水；若没有伤口，可以用冰块进行冰敷。患者要多休息，尽量避免过度活动或者参与剧烈运动，以免影响受伤部位的康复；如果腿部损伤，可以在脚下放置一个柔软枕头，使腿部高于心脏水平位置。

葛根

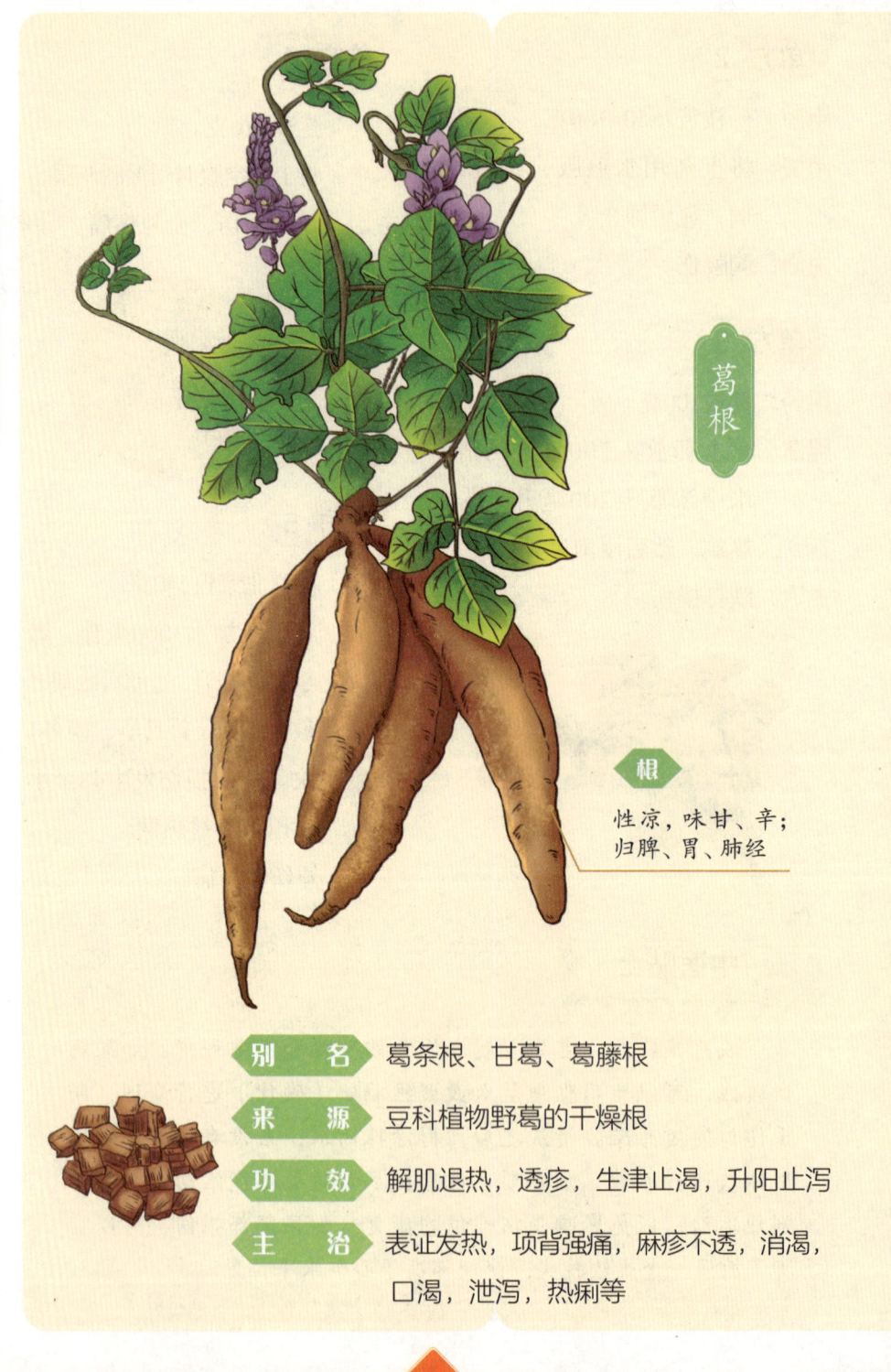

根

性凉，味甘、辛；归脾、胃、肺经

别　　名	葛条根、甘葛、葛藤根
来　　源	豆科植物野葛的干燥根
功　　效	解肌退热，透疹，生津止渴，升阳止泻
主　　治	表证发热，项背强痛，麻疹不透，消渴，口渴，泄泻，热痢等

扭 伤

扭伤是常见的运动损伤之一，通常发生在关节部位，如脚踝、手腕等。主要是因为关节突然过度扭曲或拉伸超出正常活动范围。扭伤后局部会迅速出现疼痛，疼痛程度轻重不一，同时伴有肿胀、瘀血和关节活动受限。轻度扭伤在充分休息、冰敷、加压包扎和抬高患肢后，症状会逐渐缓解。而严重的扭伤可能损伤韧带甚至关节软骨，需要及时就医。

扭伤不同时期治疗重点

类别	时间	治疗重点
急性期	受伤后的 24~48 小时	限制活动、休息、冰敷、消炎镇痛、加压包扎及抬高患肢等
缓解期	受伤 48 小时后	热疗、服用消肿止痛药物等
康复期	受伤 1~2 周	理疗、功能锻炼等

效验良方

单方 1

用药： 生姜。

用法： 将上药与适量葱白混合，捣烂后加少许面粉，炒热敷于患处。

主治： 手足扭伤。

土单方

单方 2

用药：桔梗30克。

用法：将上药研为细末，分成2份，每日用黄酒冲服1份（严重者每日2份）。

主治：急性腰扭伤。

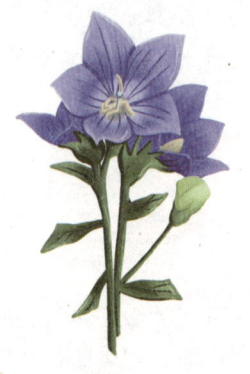

桔梗

单方 3

用药：赤小豆适量。

用法：将上药磨成粉，用酒调成糊，均匀涂抹患处，外用纱布包扎。

主治：踝关节扭伤肿痛。

单方 4

用药：红花10克。

用法：将2个鸡蛋磕入碗内，加入红花拌匀，用油炒熟（不加盐），每日食用1次。

主治：腰部软组织扭伤。

单方 5

用药：生栀子30~50克。

用法：将上药研为细末，加入1个鸡蛋清、适量面粉、白酒调成糊状，贴在患处，用纱布覆盖后再用绷带固定。

主治：扭伤、挫伤。

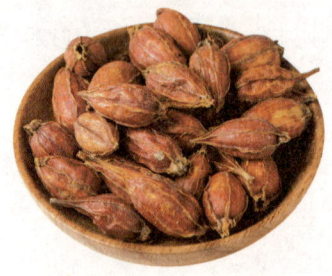

生栀子

·中医贴士·

平时应多吃富含膳食纤维的水果和蔬菜，如苹果、菠菜等；运动前，一定要做好热身运动，最大限度地提高关节对压力和外界冲击的耐受性，预防关节扭伤；关节扭伤后，需要多休息，尽量避免进行剧烈运动。

腰肌劳损

腰肌劳损是一种常见的腰部疾病，主要是由腰部肌肉及其附着点的积累性损伤引起局部慢性无菌性炎症。长期弯腰劳作、久坐久站、腰部反复过度负荷等是常见诱因。其主要症状表现为腰部酸痛或胀痛，部分患者会感到刺痛或灼痛。劳累时疼痛加重，休息后可减轻。病情严重时会影响腰部活动。

腰肌劳损的诱因

类别	简介
过劳	重体力劳动或过度运动等所致的长期积累性损伤
寒湿环境	长时间处于寒冷和潮湿的环境
腰部长时间负重	久坐、久站、姿势不当等让腰部长时间负重的行为
其他因素	肥胖、吸烟、饮酒等

效验良方

单方 1

用药： 肉桂250克。

用法： 将上药研为细末，装入瓶中密封备用。每次取5克口服，每日2次，3周为1个疗程。

主治： 腰肌劳损。

土单方

单方 2

用药：附子30克。

用法：将上药研成细末，加入白酒调成糊状，敷贴在涌泉穴，用纱布或胶布固定。

主治：腰肌劳损。

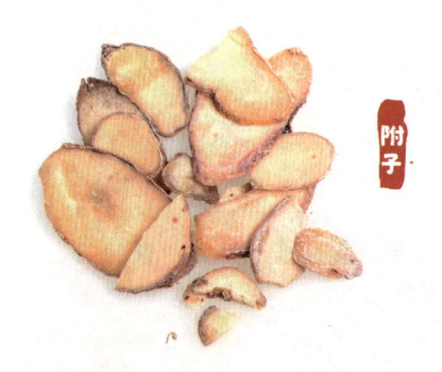

附子

单方 3

用药：杜仲30克。

用法：将上药和一个猪肾一起放入炖锅，加水煲汤，煨熟食用即可，每日1剂。

主治：腰痛、肾虚。

单方 4

用药：生川乌15克。

用法：将上药与少许食盐混合，捣烂成膏，贴在腰部肾俞穴、腰眼穴上，用纱布覆盖、胶布固定，每日换药1次。

主治：腰肌劳损。

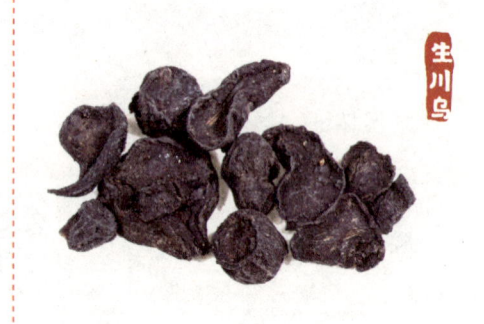

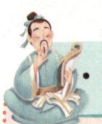

生川乌

中医贴士

患者应确保足够的睡眠或休息时间，这样有助于松弛腰部肌肉组织，并缓解疼痛；要避免过度体力劳动、弯腰搬重物、长时间坐或站；还要做好保暖工作，根据天气变化适当增减衣物；尽量避免长时间待在阴暗潮湿的环境中。

第7章 男科

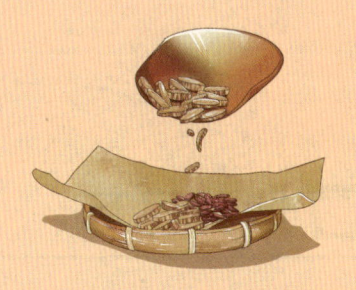

疾病常用土单方

男科疾病主要涉及男性生殖系统疾病和性功能障碍，包括前列腺炎、勃起功能障碍、早泄、男性不育等。这些疾病可能由感染、内分泌异常、心理因素等引发，影响男性的生育能力和生活质量。治疗以药物为主，严重时需手术。

阳痿

阳痿又称勃起功能障碍，是指男性在性生活中阴茎不能勃起、勃起不坚或勃起时间过短，影响正常性生活的疾病。阳痿分为功能性阳痿与器质性阳痿。其病因复杂，包括心理因素（如焦虑、紧张、夫妻感情不和等）、器质性因素（如外伤、血管性因素、内分泌因素等）以及生活习惯等。阳痿虽不危及生命，但严重影响患者的生活质量、性伴侣关系及心理健康。

阳痿鉴别要点

类别	器质性	心因性	混合性
病因	如各种原因导致雄激素水平过低，或血管性病变、中枢神经系统病变等	如日常夫妻关系不和谐、性知识不对称，或缺乏性知识、不良的性经历、工作和生活压力等	既有器质性原因，又有心理因素
环境因素	遭遇性	与场景无关	较为复杂，视情况而定
发病情况	突然	逐渐	部分为急性发作，也有部分为逐渐发展而来

效验良方

单方 1

用药：淫羊藿500克。

用法：将上药浸入1500毫升白酒中，密闭浸泡20天，过滤后备用。每次服10~20毫升，每日3次。

主治：阳痿，腰膝酸痛。

单方 2

用药： 冬虫夏草30克。

用法： 炖肉或炖鸡后食用。

主治： 阳痿、遗精、贫血。

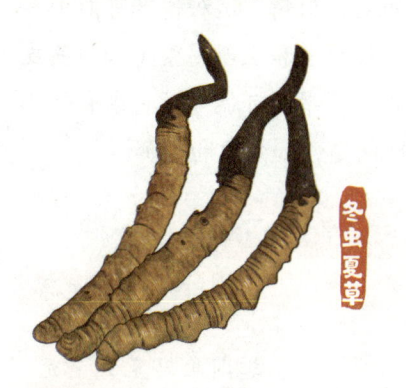

冬虫夏草

单方 3

用药： 雀卵5只。

用法： 将雀卵放在饭面上蒸熟，去壳后吃。

主治： 阳痿。

单方 4

用药： 何首乌30克。

用法： 将上药研成细粉，加入少许冷开水调匀，再加100毫升开水，即可服用，每日2次。

主治： 肾虚阳痿。

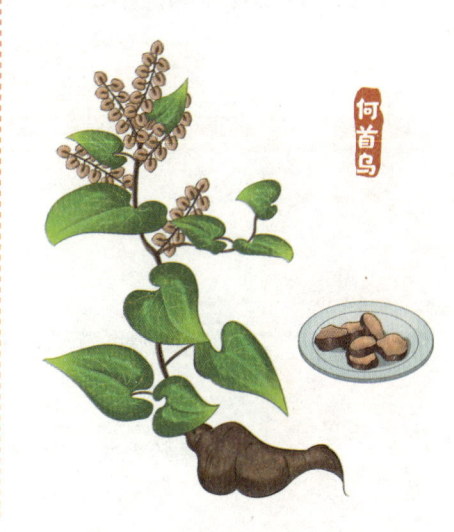

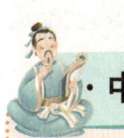

何首乌

第7章 男科疾病常用土单方

· 中医贴士 ·

患者应保持乐观的心态，配偶则应关怀、爱抚、鼓励患者，不要给患者过度的精神压力；饮食调节也是十分重要的，可以多吃益气温阳的食物，包括羊肉、核桃、牡蛎等；一定要戒烟戒酒，过度吸烟、喝酒会导致阳痿；身体过度劳累、睡眠不足也会导致阳痿；平时应多参与体育锻炼，增强体质，并且保证充足睡眠，这样做对身体恢复有积极的作用。

早泄

早泄是男性常见的性功能障碍，指的是射精发生过早，常常在阴茎插入前、插入时或插入后很短的时间内就射精。这种情况可能由多种因素引起，包括心理因素（如焦虑、压力）和生理因素（如阴茎皮肤异常敏感、前列腺炎或神经系统疾病）。早泄可能导致患者和伴侣的性生活满意度降低，并可能引起心理问题，如焦虑和抑郁。

阳痿和早泄的鉴别诊断

	早泄	阳痿
勃起阶段	勃起正常	勃起困难乃至完全无法勃起
射精阶段	射精过快、无法控制	疲软状态下射精
易发年龄	与年龄无关	发病率随年龄增长而增加
常见病因	阴茎头敏感、包皮过长、包茎、前列腺炎等	器质性因素、心理因素等

效验良方

单方 1

用药：磁石2500克

用法：将上药研末，加入1500毫升白酒，浸泡1个月，1日服3次。

主治：早泄、阳痿。

单方 2

用药： 韭菜籽10克。

用法： 将上药用文火烧熟，与50克粳米、少许细盐一同放入砂锅，加入500毫升水，粥熟即可食用，每日2次。

主治： 早泄。

单方 3

用药： 艾叶300克。

用法： 将上药洗净，晾干，装入纱布包内，然后将纱布包放入热水池浸泡30分钟。患者进入药池洗浴20分钟，每日1次。

主治： 遗精、早泄。

单方 4

用药： 锁阳10克。

用法： 将上药加水煎煮、去渣，放入100克洗净切细的精羊肉，再加入100克大米，同煮为粥，空腹食用。

主治： 早泄、腰膝酸软、老年便秘。

单方 5

用药： 五味子15克。

用法： 将上药先用开水烫一下，取出后再用开水闷泡5分钟，加入适量冰糖代茶饮。

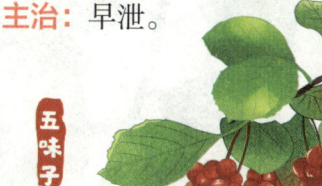

主治： 早泄。

第7章 男科疾病常用土单方

五味子

· 中医贴士 ·

患者要积极参加体育运动，以增强体质，释放压力，缓解焦虑。睡眠时，被子不要盖得太厚或太暖，内裤也不宜过紧。注意少吃辛辣刺激性食物，尽量远离香烟、酒、咖啡等，以减少对身体的刺激，避免加重症状。

艾叶

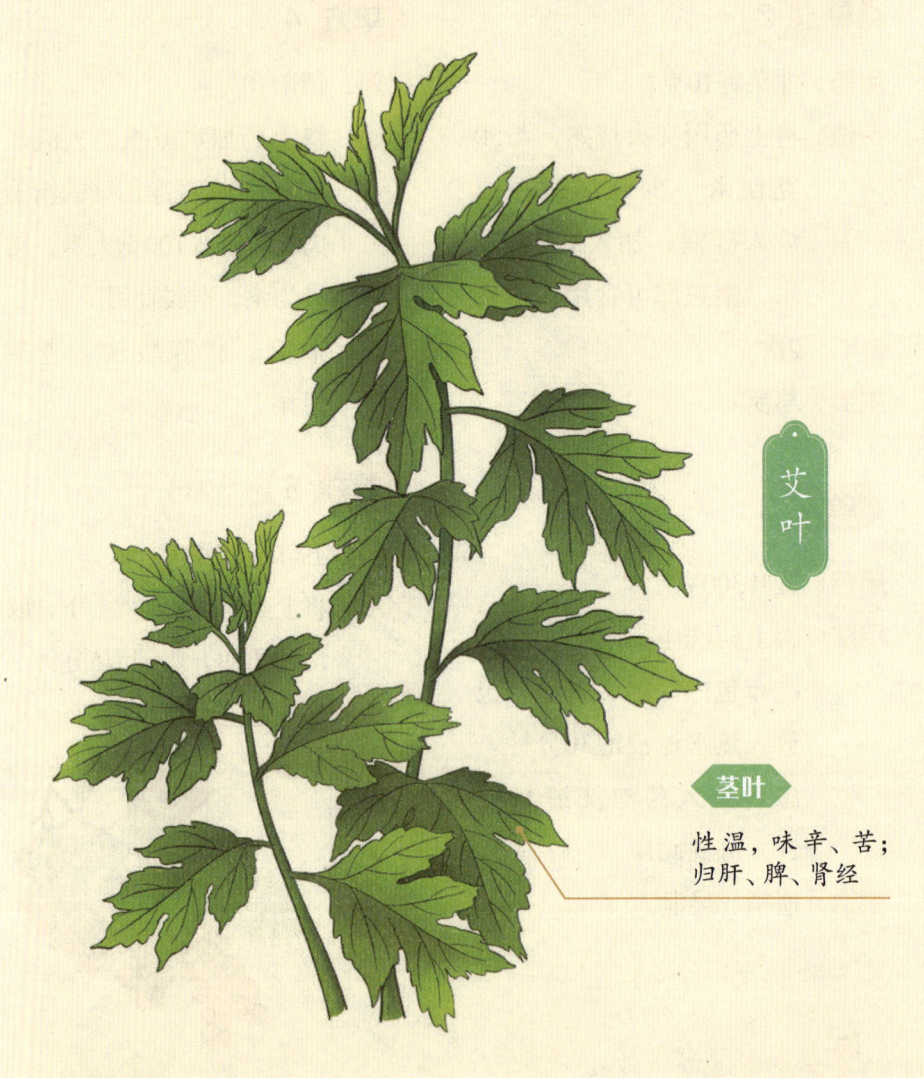

茎叶

性温，味辛、苦；归肝、脾、肾经

别　　名	医草、灸草
来　　源	菊科植物艾的干燥叶
功　　效	温经止血，散寒止痛，祛湿止痒
主　　治	吐血，衄血，崩漏，月经过多，少腹冷痛，外治皮肤瘙痒等

遗 精

遗精是指男性在没有性交或自慰的情况下的射精现象。未婚青壮年男性以及婚后长期分居者较为常见。遗精可分为梦遗和滑精，梦遗是在睡梦中遗精，滑精是在清醒状态下精液自动流出。一般情况下，如果遗精次数较为频繁，一周数次或者一夜数次，并伴有精神萎靡、头晕、腰膝酸软等症状，可能是身体出现了异常；而偶尔遗精，不伴有其他不适，多属于正常生理现象。

遗精的基本病因

劳心太过	情绪不稳定、压力过大、睡眠深沉时大脑皮质下中枢活动加强，会出现遗精
欲念不遂	过多过滥地接受情色刺激，或过于集中思考性的问题，大脑皮层持续性兴奋，却无法性交，容易出现遗精
饮食不节	营养不良或先天不足等，可能导致心、肝、肾功能失调，出现遗精
恣情纵欲	性生活过度容易对射精中枢产生影响，引发遗精

效验良方

单方 1

用药： 五倍子200克。

用法： 将上药研为细末，过筛，用温水调适量，涂搽在神阙穴、关元穴上，每日2次，10日为1个疗程。

主治： 虚证及实证遗精。

土单方

单方 2

用药：鹿角胶30克。

用法：加水烊化，加入适量黄酒冲服，每日2次。

主治：肾虚遗精。

单方 3

用药：泽泻10~12克。

用法：水煎服，每日早、晚各服用1次。

主治：遗精。

单方 4

用药：山茱萸10克。

用法：将上药水煎去渣取汁，加100克大米煮成粥食用，每日1剂。

主治：肾虚遗精。

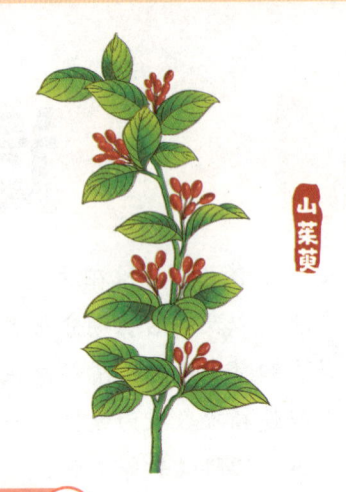

山茱萸

单方 5

用药：生莲子20粒。

用法：早、晚各取上药10粒，去心，连皮咀嚼咽下。

主治：遗精。

单方 6

用药：干品桐子花20克。

用法：上药烧存性，开水送服，每日1剂。

主治：遗精。

·中医贴士·

遗精可由多种原发性疾病引发，因此治疗遗精的同时也要治疗引发遗精的原发病。治疗期间，患者应清心寡欲，尽量避免房事；治愈后房事也应有所节制，并保持心情开朗，戒烟戒酒；应多吃偏于补益的食物，忌食肥甘、辛辣的食物。

泽泻

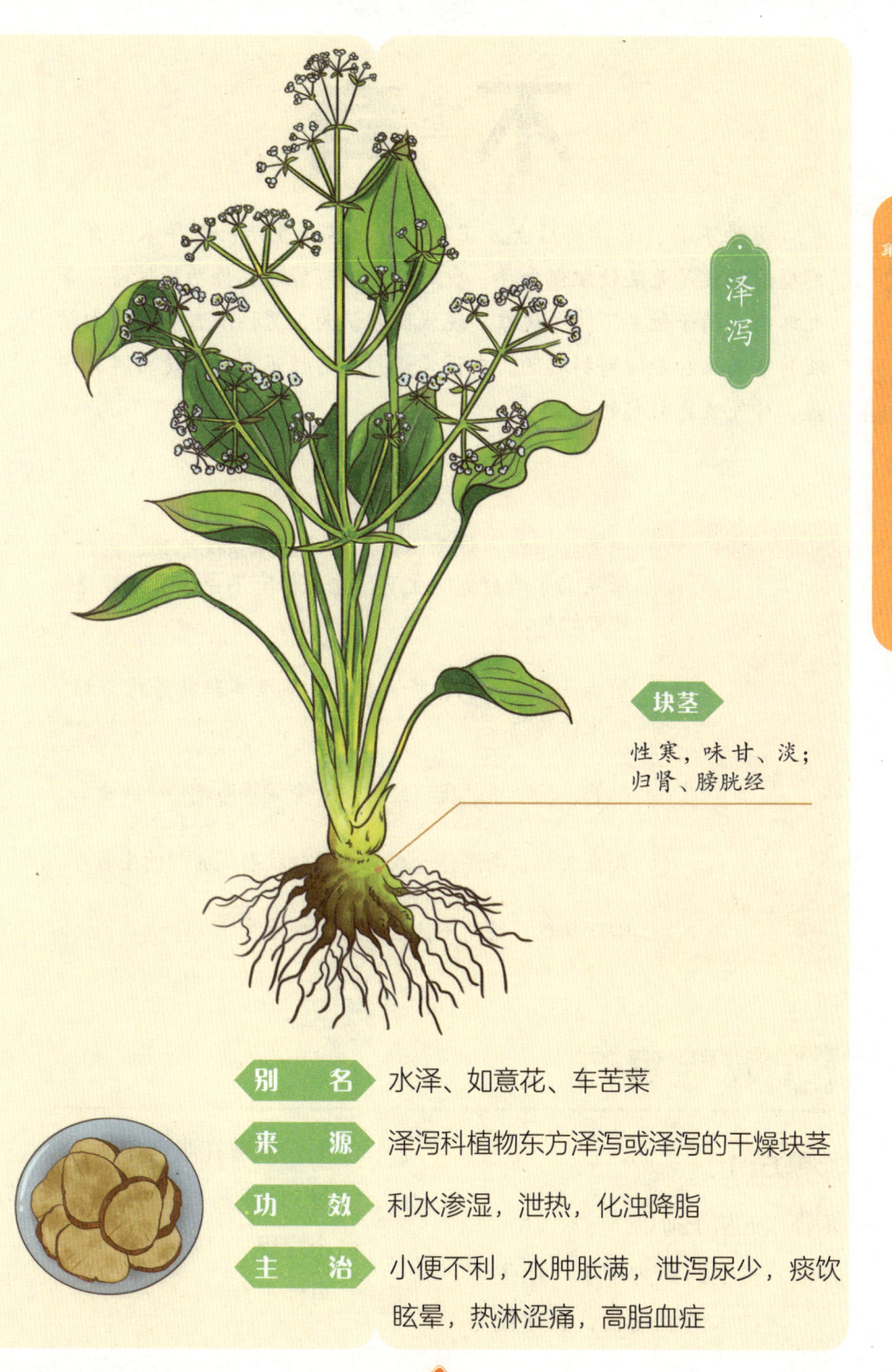

块茎

性寒,味甘、淡;归肾、膀胱经

别　名	水泽、如意花、车苦菜
来　源	泽泻科植物东方泽泻或泽泻的干燥块茎
功　效	利水渗湿,泄热,化浊降脂
主　治	小便不利,水肿胀满,泄泻尿少,痰饮眩晕,热淋涩痛,高脂血症

第7章 男科疾病常用土单方

不育

男性不育，是指婚后女方正常，有正常性生活而两年未生育。典型症状就是无法使配偶受孕，少部分患者可能存在性功能障碍、睾丸疼痛、精子数量下降等现象。现代医学认为，男性不育主要是由精液异常或性功能障碍引起的。中医学认为，男性不育主要是由脾肾阳虚、肾气衰惫引起的。

不育好发人群

特殊疾病史	隐睾症、精索静脉曲张、泌尿生殖系统感染、内分泌疾病等均会影响生育，也包括有不孕不育家族遗传史的男性
长期服药	镇静药、麻醉药、降血压药、激素类药物等均会影响生精功能
不良生活习惯	酗酒、抽烟、熬夜、经常穿紧身裤等易致精子异常
特定工作原因	久坐久站、高温作业或长期接触放射线会影响生育
情绪原因	心理焦虑、情绪不良也可能影响生育

效验良方

单方 1

用药：五倍子适量。

用法：将上药研为细末，用生理盐水调成糊状，涂在胶布上，贴敷在腹部四满穴。每3日换药1次，10次为1个疗程。

主治：男性不育。

单方 2

用药： 核桃适量。

用法： 大个核桃每日食用2~3个；如果是小个核桃，每日食用5~6个。

主治： 男性不育。

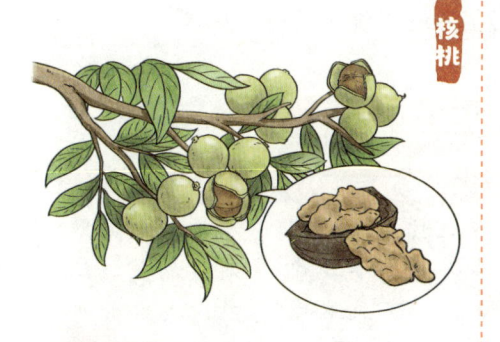

核桃

单方 3

用药： 枸杞子1 000克。

用法： 将上药用清水洗净，烘干或晒干后装瓶备用，每晚嚼服15克，连用2个月为1个疗程。

主治： 肾虚精亏型不育症。

单方 4

用药： 麻黄适量。

用法： 将上药研成细末，取适量药末加入米醋调成稀糊状，贴敷在神阙穴上，外面用麝香止痛膏固定。每日换药1次，连用7~10日。

主治： 不射精症。

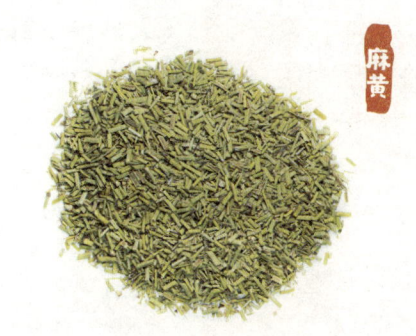

麻黄

第7章 男科疾病常用土单方

· 中医贴士 ·

适当的性生活可以促进精子生成，有助于提高生育能力。但是，性生活过于频繁或过度禁欲都可能影响精子的质量和数量。因此，要根据个人情况适度调整性生活的频率；要保持积极、乐观的心态，戒烟、戒酒，保持规律的作息；避免穿紧身衣物等。

前列腺炎

前列腺炎是指前列腺受致病菌感染和（或）某些非感染因素刺激而出现的急慢性炎症反应，是成年男性的常见病，主要分为急性和慢性两种。急性前列腺炎往往伴有急性尿道炎，发病突然，病程短，伴有急性疼痛及排尿刺激、梗阻等症状；慢性前列腺炎患者的尿道口时常分泌一些乳白色黏液，还伴有阴茎不适及排尿刺痛等症状。

前列腺炎鉴别要点

类别	病因	典型症状	预后
急性细菌性前列腺炎	主要由病原体（大肠埃希菌等）感染所致	起病急骤，有发热等全身症状，下尿路感染症状明显	早期积极采取有效的药物治疗，大部分可治愈
慢性细菌性前列腺炎	主要由病原体感染（葡萄球菌属等）所致	下尿路感染反复发作	早期积极采取有效的药物治疗，大部分可治愈
慢性前列腺炎／慢性骨盆疼痛综合征	可能由其他病原体或由急性炎症迁延导致	长期、反复的骨盆区域疼痛或不适，伴有不同程度的异常排尿症状和性功能障碍	易反复发作，且迁延难愈
无症状性前列腺炎	可能与慢性非细菌性前列腺炎的部分病因相同	无临床表现，往往是在进行其他疾病检查时发现的	一般不用治疗

效验良方

单方 1

用药：养殖刺猬皮2个。

用法：将上药焙干，分成40包，每日早、晚用米汤送下1包。

主治：前列腺炎、肾结石。

单方 2

用药：南瓜籽适量。

用法：将上药晒干，每天剥壳嚼服30克。

主治：前列腺炎。

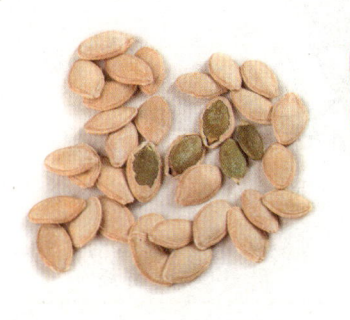

单方 3

用药：荸荠150克。

用法：将上药洗净切碎，加250毫升温开水，调匀后滤去渣皮饮用，每日2次。

主治：前列腺炎、小便涩痛。

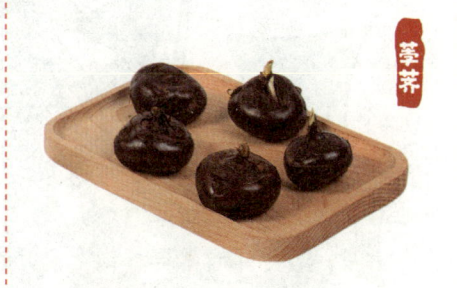

荸荠

单方 4

用药：蒲公英50克。

用法：将上药用水煎，代茶饮，每日1剂。

主治：前列腺炎。

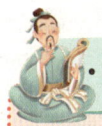

南瓜籽

第7章 男科疾病常用土单方

中医贴士

患者在治疗期间，应保持心情平静，避免房事；治愈后，房事也应适度，避免过度放纵情欲和憋尿。饮食应以清淡为主，避免食用过于油腻、辛辣等刺激性食物，也不要饮酒。

蒲公英

土单方

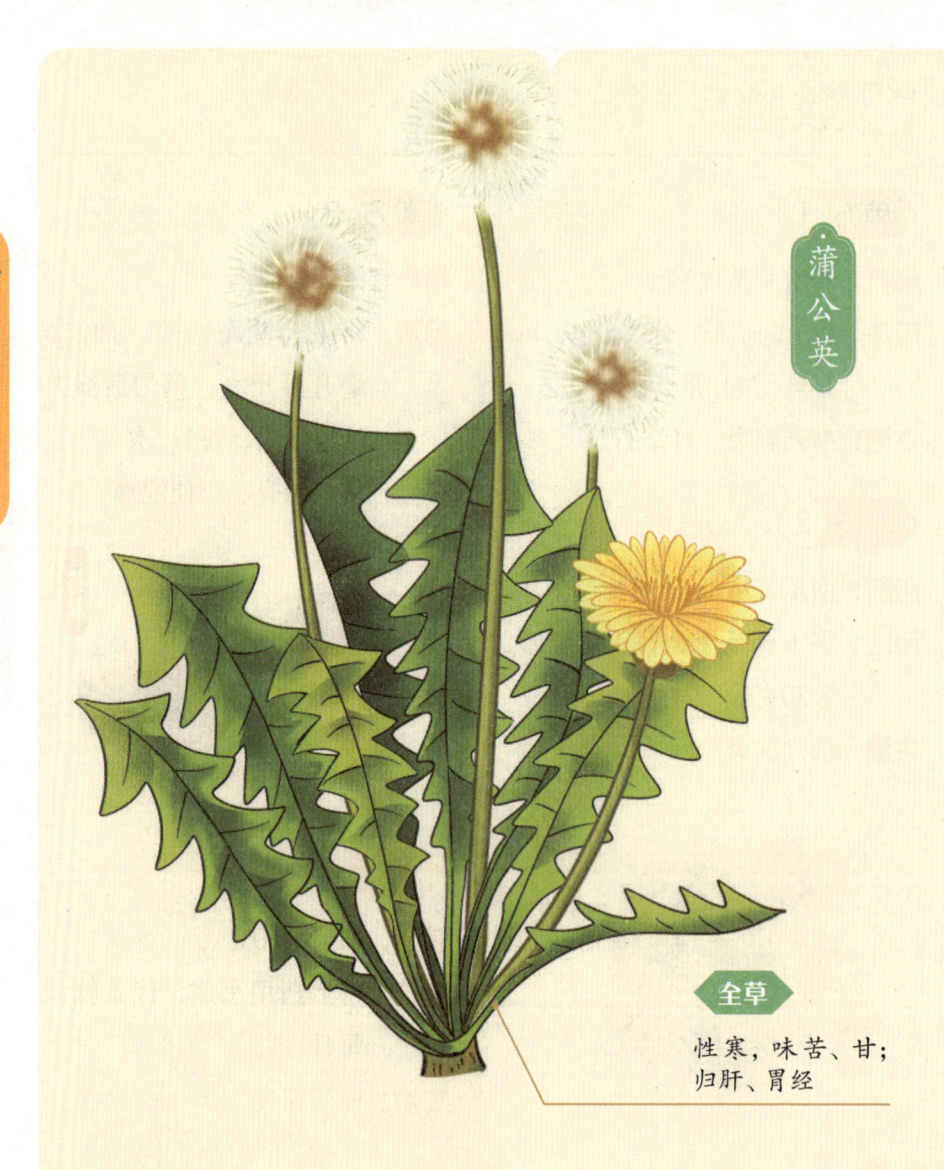

全草
性寒,味苦、甘;
归肝、胃经

别　　名	黄花郎、蒲公草、婆婆丁
来　　源	菊科植物蒲公英、碱地蒲公英或同属数种植物的干燥全草
功　　效	清热解毒,消肿散结,利尿通淋
主　　治	疔疮肿毒,乳痈,肺痈,热淋涩痛,湿热黄疸等

第8章 妇科疾病常用土单方

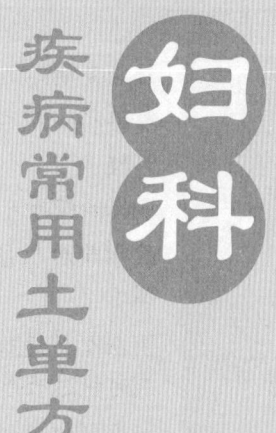

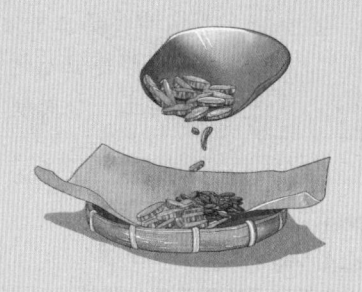

妇科疾病是女性生殖系统的常见疾病，涵盖外阴、阴道、子宫、卵巢、输卵管及盆腔等部位，包括炎症（如阴道炎、盆腔炎）、肿瘤（如子宫肌瘤）、月经病、不孕症等多种类型，影响女性健康与生活质量。早期发现、及时治疗至关重要。

月经不调

月经不调是常见的妇科问题，主要表现为月经周期紊乱，或者月经量异常，过多或过少。月经不调可能会影响女性生育能力，其病因众多，可能是精神压力过大导致的内分泌失调；也可能是由妇科疾病引起；长期熬夜、环境改变等也会影响月经。

月经不调的典型表现

症状	典型表现
月经周期异常	月经先期：提前7日以上。月经后期：月经周期超过35日。月经先后无定期：月经周期或前或后7日或7日以上。
经量异常	月经过多：超过80毫升，或时间超过7日；经量很少，甚或点滴即净
痛经	经期前后或月经期间出现下腹疼痛、坠胀，伴腰酸或其他不适
不规则出血	出血全无规律性，可在非正常月经期有出血表现，月经周期可能过长或过短，经量也可能过多或过少等
闭经	原发性闭经：年龄超过14岁，第二性征未发育。或年龄超过16岁，第二性征已发育，月经还未来潮。继发性闭经：正常月经建立后停止6个月以上，或按自身原有月经周期计算停止3个周期以上

效验良方

单方 1

用药：贯众。

用法：将上药烧存性，研为细末，每次用石菖蒲煎汤送服6~9克。

主治：月经过多。

单方 2

用药： 对叶莲15克。

用法： 将上药用水与400克瘦猪肉一起炖熟，加少许盐，分3次食用。

主治： 月经不调。

单方 3

用药： 益母草15~20克。

用法： 取上药用水煎服，每日1剂，连服1周。

主治： 月经不调，产后子宫出血，子宫复旧不全，月经过多等。

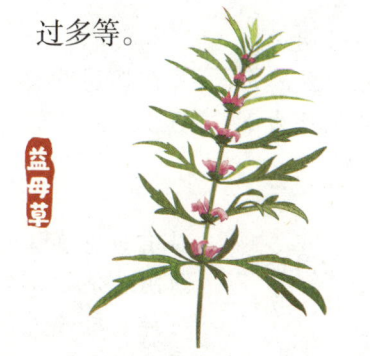

单方 4

用药： 延胡索适量。

用法： 将上药研末，用温开水送服1.5~3克。

主治： 月经不调，崩中，产后血晕，恶露不净。

单方 5

用药： 玫瑰花3~9克。

用法： 将上药水煎，加入适量黄酒、红糖后服下，每日1剂。

主治： 月经不调。

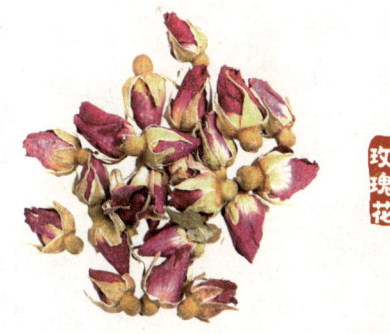

益母草

玫瑰花

·中医贴士·

患者应规律作息，劳逸结合，注意个人卫生，及时增添衣物，避免受冷受寒；还应适当进行体育锻炼，增强自身免疫力，提高抗病能力；要注意保持心情舒畅，学会自我调节，避免出现不良情绪；不要吃生冷及辛辣食物；经期要避免性生活。

阴道炎

阴道炎是指各种原因导致的阴道炎症，也是常见的妇科疾病之一，在各年龄段均可发病，其主要的症状表现为阴道分泌物异常，外阴瘙痒、疼痛、灼热等。若没有得到及时的医治，可能会导致多种并发症出现，甚至还会造成不孕。

阴道炎鉴别要点

类别	好发人群	病因	典型症状
滴虫阴道炎	育龄期女性，尤其是处于性活跃期的女性	主要通过性行为直接传播，也可经浴巾、坐便器、污染的器械等间接传播	阴道分泌物增多及外阴瘙痒，间或出现灼热、疼痛、性交痛等
外阴阴道假丝酵母菌病（念珠菌性阴道炎）、真菌性阴道炎	20~40岁女性	正常女性阴道内可存在假丝酵母菌，当免疫力下降时发病	外阴阴道瘙痒、阴道分泌物增多
细菌性阴道病	15~44岁女性	因多种原因出现菌群紊乱，导致部分厌氧菌增加	带有鱼腥臭味的稀薄阴道分泌物增多，可伴有轻度外阴瘙痒或烧灼感
老年性阴道炎	绝经后的女性	因卵巢功能衰退或缺失、雌激素水平降低致病	主要症状为外阴灼热不适、瘙痒
婴幼儿外阴阴道炎	1~5岁幼女	病原体常通过患病成人的手、衣物、毛巾、浴盆等间接传播	阴道分泌物增多，呈脓性，引起外阴痛痒

效验良方

单方 1

用药： 徐长卿50克。

用法： 取上药，加水煎煮2次，每次取500毫升药汁，混合在一起，变温后熏洗患处，每日早、晚各1次，10~15日为1疗程。

主治： 老年性阴道炎，真菌性阴道炎。

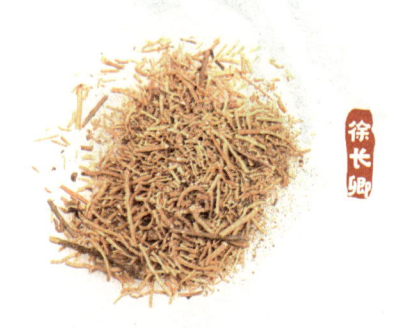

单方 2

用药： 仙鹤草（茎叶）120克。

用法： 将上药加水1 000毫升，煎成100毫升，用棉球蘸取擦拭阴道，每日1~2次。

用法： 滴虫性阴道炎。

单方 3

用药： 冬瓜籽200克。

用法： 将上药炒黄后压碎，浸入500毫升黄酒中泡10日，每次饮服15~20毫升，每日2次。

主治： 阴道炎，肾虚尿浊。

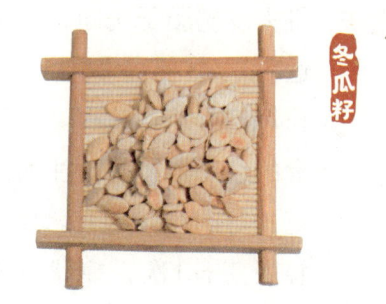

单方 4

用药： 虎杖根100克。

用法： 将上药加水1 500毫升，煎取1 000毫升，过滤后等待水温，坐浴10~15分钟，每日1次，7日为1个疗程。

主治： 真菌性阴道炎。

单方 5

用药：冬花10克。

用法：冬花晒干研为细末，装入瓶中，用时取出撒入阴道中，每日用药2次，连续用药15天。

主治：阴道炎。

单方 6

用药：去皮鸦胆子20个。

用法：将去皮鸦胆子洗净，加水适量，煎熟，取汁，将药汁倒入消毒碗内。用消毒的注射器将药汁注入阴道，每次约30毫升。症状轻者每日1次，症状重者每日2~3次。

主治：滴虫性阴道炎。

单方 7

用药：鲜桃叶适量。

用法：将上药水煎，取汁倒入盆中，水温后坐浴或冲洗外阴，早、晚各1次。

主治：滴虫性阴道炎。

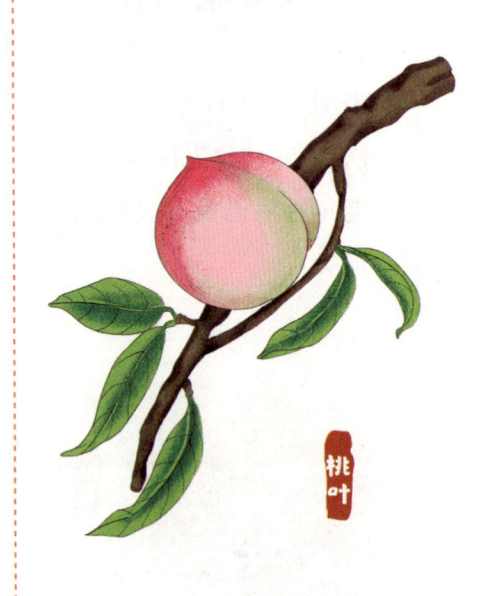

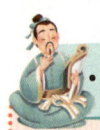

桃叶

· 中医贴士 ·

患者应注意个人卫生，保持外阴清洁，勤换内裤，选择纯棉、宽松的内裤，避免穿紧身裤，以减少细菌滋生；适当运动，保持良好的作息习惯，可以提高身体抵抗力；治疗期间避免同房，以免加重病情或交叉感染；避免吃辛辣、刺激、生冷食物，多摄入新鲜蔬果，保持饮食均衡；适当冲洗阴道有好处，但不要频繁冲洗，以免破坏阴道内菌群平衡。

乳腺增生

乳腺增生是一种常见的乳腺良性疾病，是由乳腺组织增生及退行性改变引起，与内分泌功能紊乱（特别是雌孕激素比例失衡）有关。临床上最常见于30～50岁的女性，其症状包括乳房胀痛、结节或肿块，部分患者可能伴有乳头溢液，还可能伴随焦虑、抑郁和月经紊乱等。

第8章 妇科疾病常用土单方

乳腺增生和乳腺癌的鉴别诊断

类别	乳腺增生	乳腺癌
皮肤	一般没有变化	红或凹陷，呈橘皮状
乳头	正常凸起	凹陷、溢液
肿块	可移动、不粘连皮肤、质地较软、增长速度慢、大小和疼痛程度与月经相关	不可移动、粘连皮肤、质地偏硬、长得很快、大小一般不会变动，一般不痛或疼痛程度与月经无关
腋窝淋巴结	一般不肿大	肿大或有肿块
症状消退情况	多数可自行消退	不可自行消退

效验良方

单方 1

用药： 红花150克。

用法： 将上药用布包好，分3次蒸热，热敷患处。

主治： 乳腺增生。

单方 2

用药：生麦芽30~50克。
用法：将上药泡水代茶饮，连服30~90日。
主治：乳腺增生。

单方 3

用药：老鹳草30~60克。
用法：将上药用水煎，代茶饮。
主治：乳腺增生。

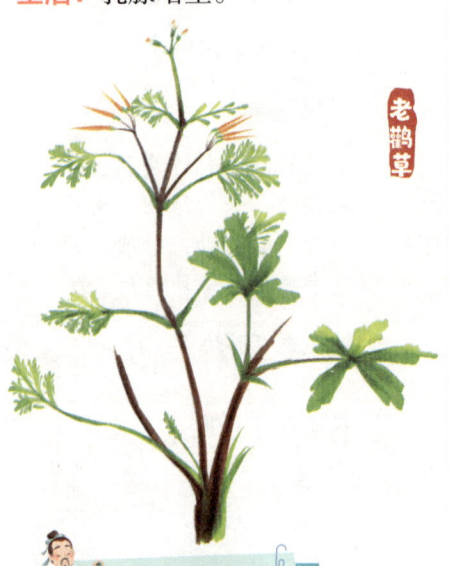

老鹳草

单方 4

用药：夏枯草30~50克。
用法：水煎代茶饮，每日1剂。
主治：乳腺增生。

单方 5

用药：陈皮适量。
用法：将上药炒制后研末，用红糖调匀，敷在患处，外面覆盖敷料固定好。每日换药1次。
主治：乳腺增生伴乳痛。

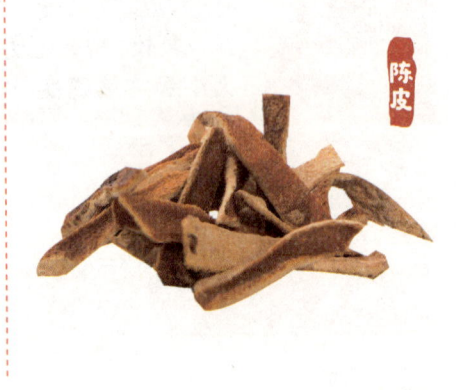

陈皮

· 中医贴士 ·

预防乳腺增生，应作息合理，劳逸结合；饮食要保证营养充足，多吃海带、牡蛎、蘑菇、香菇、大蒜等具有一定抗肿瘤作用的食物，保持大便通畅；保持性生活和谐，可有效避免内分泌失调；还要注意多运动，防止肥胖。

果皮

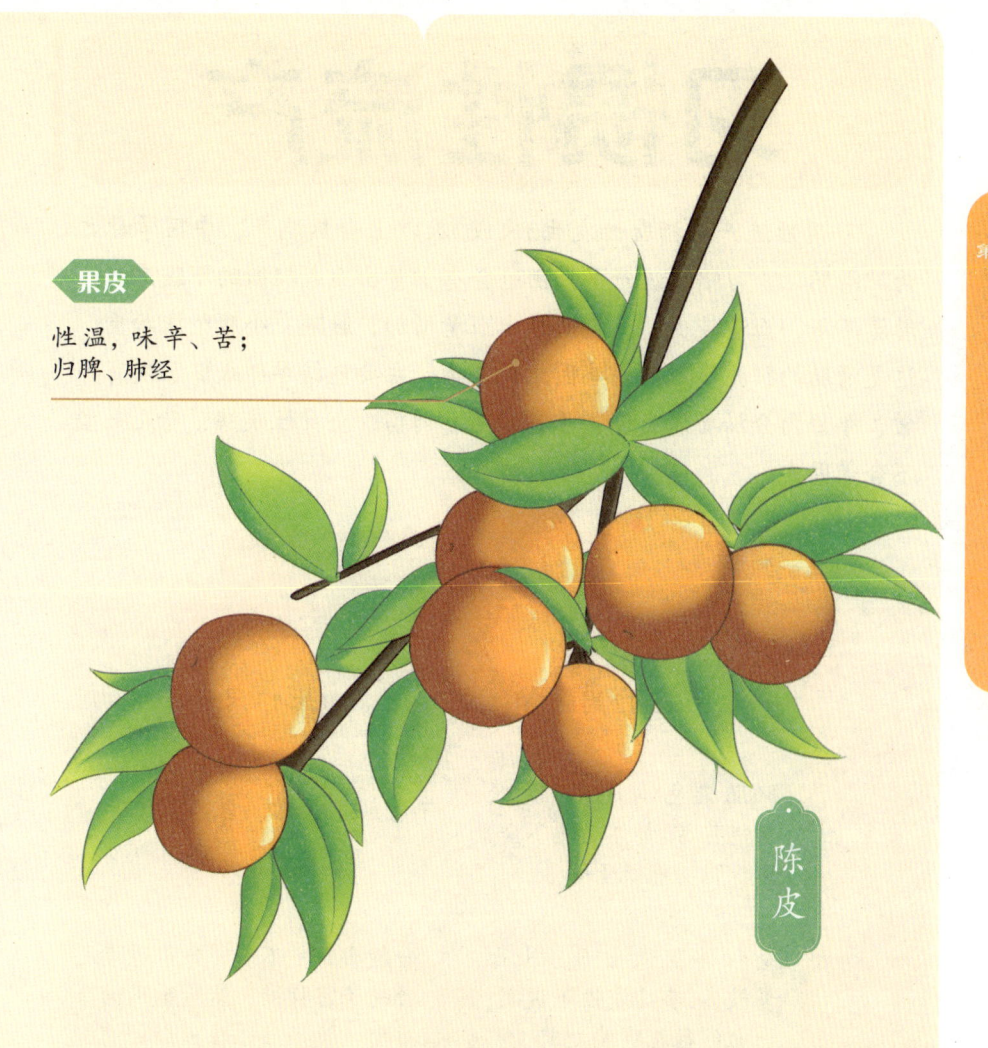

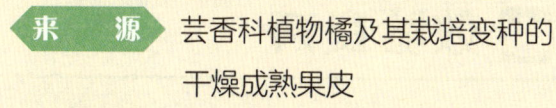

性温，味辛、苦；
归脾、肺经

陈皮

别　　名	橘皮、贵老、黄橘皮、红皮
来　　源	芸香科植物橘及其栽培变种的干燥成熟果皮
功　　效	理气健脾，燥湿化痰
主　　治	脾胃气滞证，呕吐，呃逆，湿痰，寒痰咳嗽，胸痹

习惯性流产

习惯性流产是指女性发生3次或3次以上自然流产，中医学称之为"滑胎"。习惯性流产早期阴道会有少量出血或轻微的下腹疼痛，淋漓不断，血量较少；晚期阴道出血量增加，腰酸、小腹坠胀加重，这是滑胎的征兆。该病的病因比较复杂，主要包括孕卵或胚胎发育异常、孕妇内分泌功能失调、子宫病变、创伤、全身性疾病、母儿血型不合等因素。

土单方

习惯性流产的分类

类别	早期流产	晚期流产
发生时间	发生在妊娠12周前	发生在妊娠13周至不足28周
常见原因	胚胎染色体异常、免疫功能异常、黄体功能不全、甲状腺功能低下等	子宫解剖异常、自身免疫异常等
典型症状	全程伴阴道出血，出血量较多，有阵发性下腹痛，出血往往在腹痛之前	一般出血量不多，先出现阵发性的子宫收缩，然后胎儿胎盘排出，腹痛往往在出血之前

效验良方

单方 1

用药：玉米须（一穗玉米的量）。

用法：煎汤，代茶饮，每日1次。从怀孕后到上次流产的月份间，逐渐加大药量，直至足月为止。

主治：习惯性流产。

单方 2

用药： 红壳小米250克。

用法： 先用1只4年以上的老母鸡煮汤，再用鸡汤煮小米粥服用。

主治： 习惯性流产。

单方 3

用药： 陈艾叶9~15克。

用法： 上药与2个鸡蛋同煮，熟后剥壳再煮片刻，去渣吃蛋喝汤。每月连服7剂。

主治： 习惯性流产。

单方 4

用药： 大枣5枚。

用法： 将大枣放入水中煮至快熟时，把2个鸡蛋打入汤内，等鸡蛋熟后，食蛋喝汤，每日1次。

主治： 习惯性流产。

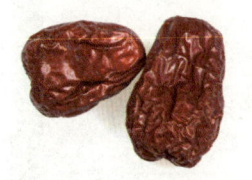

单方 5

用药： 黄芪30克。

用法： 与1~2个鸡蛋同煮，熟后剥壳，将鸡蛋再煮一会儿，去渣吃蛋饮汤，每日1次。

主治： 习惯性流产属气虚者。

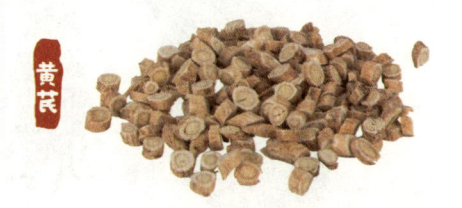

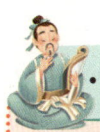

中医贴士

习惯性流产患者怀孕后不要提重物，也不能跑跳，平时应多休息，避免过度劳累；戒烟酒，不过量饮用咖啡，不滥用药物。流产对患者心理打击巨大，丈夫需要支持和理解。孕妇一定要保持乐观的心态，如果出现抑郁症状，应及时寻求心理医生的帮助；孕期尽量避免性生活，也不要自慰。

土单方

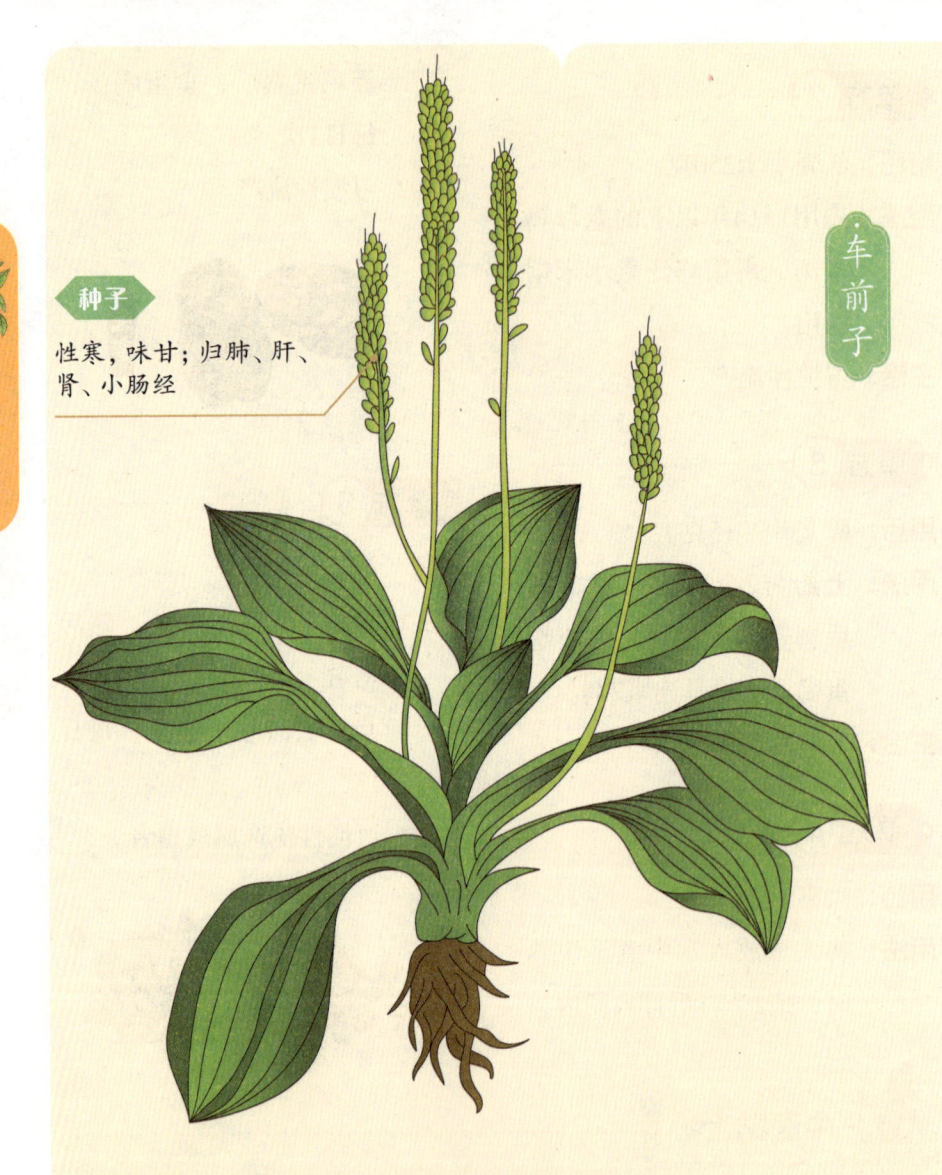

车前子

种子
性寒，味甘；归肺、肝、肾、小肠经

别　名	车前实、猪耳朵穗子、凤眼前仁
来　源	车前科植物车前或平车前的干燥成熟种子
功　效	清热利尿，渗湿止泻，明目，祛痰
主　治	热淋涩痛，水肿胀满，暑湿泄泻，痰热咳喘等

妊娠剧吐

妊娠剧吐又叫妊娠恶阻，是指妊娠早期出现较重的恶心呕吐的现象，是常见的早孕反应，病因尚不明确。患者在妊娠早期会出现呕吐酸水或苦水、胸部紧闷、胁部疼痛、打嗝叹息、头胀而晕等症状，或者表现为妊娠以后恶心呕吐、食欲减退、嗜睡等症状。如果孕妇感到恶心嗜酸，并在早晨偶尔呕吐痰涎，这是正常的妊娠早期反应，一般12周后，这种情况会逐渐消失。

妊娠剧吐的鉴别诊断

妊娠剧吐与急性胃肠炎	急性胃肠炎患者多有饮食不洁史，除恶心、呕吐外，还会出现阵发性腹痛、腹泻等
妊娠剧吐与病毒性肝炎	病毒性肝炎患者常有肝炎接触史，呕吐不严重，常伴有肝区疼痛
妊娠剧吐与消化道溃疡	消化性溃疡患者恶心、呕吐时常伴有上腹部疼痛嗳气、泛酸
妊娠剧吐与胆囊炎	胆囊炎导致的恶心、呕吐，常发生在进食油腻食物后，伴有右上腹部持续性或阵发性绞痛，常向右肩放射，可伴寒战、发热、黄疸等症状
妊娠剧吐与神经症性呕吐	神经症性呕吐与精神刺激等因素密切相关，常在进食后立刻发生，声音很响，吐出的食物很少，主要为水分

效验良方

单方 1

用药： 生姜6克。

用法： 将上药烘干，研为细末，并将粉末过筛，加入适量水，调成糊状，敷在内关穴上。

主治： 妊娠剧吐。

单方 2

用药： 丹参30克。

用法： 将上药水煎，频频饮服。

主治： 妊娠剧吐。

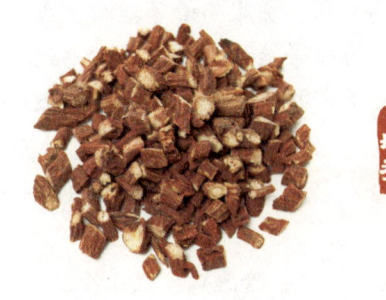

单方 3

用药： 黄芪30~40克。

用法： 取上药，加水煎成200~400毫升。分次频服。

主治： 妊娠剧吐。

单方 4

用药： 鲜柠檬500克。

用法： 将上药去皮、核，切块后用250克白糖渍1日，放入锅内文火熬至汁快干时，随意食用（若嫌太酸，可拌少许白糖）。

主治： 妊娠剧吐。

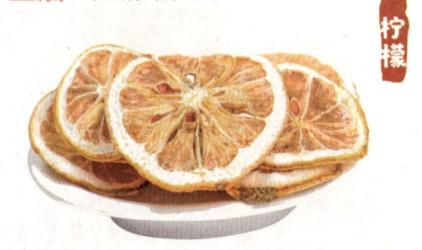

单方 5

用药： 柚子皮10克。

用法： 水煎服。

主治： 妊娠剧吐。

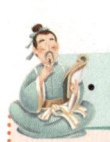

· 中医贴士 ·

孕前3个月服用维生素、微量元素及叶酸制剂，可降低妊娠期发生恶心、呕吐的概率，即使出现这些症状，也会比较轻微。孕妇要保持良好的饮食习惯，戒除不良的嗜好，保持心情轻松愉快；可以吃一些柠檬、苹果，对缓解呕吐有帮助；忌食辛辣刺激性食物，如辣椒、大蒜等；孕妇不能节食，以免造成胎儿营养不良，影响胎儿生长发育。

丹参

第8章 妇科疾病常用土单方

根

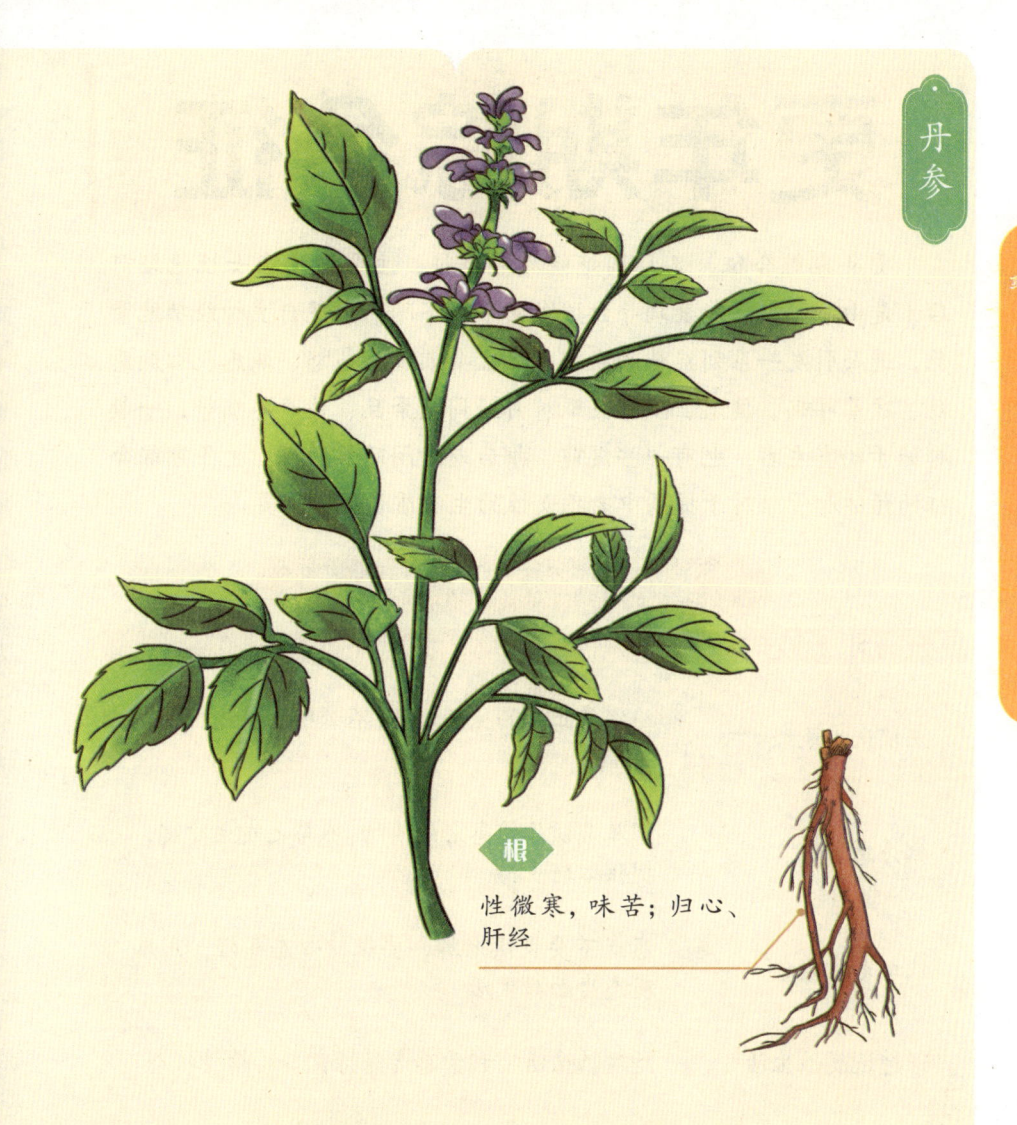

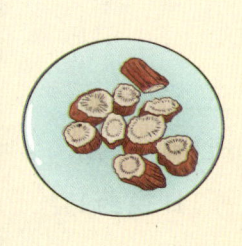

性微寒，味苦；归心、肝经

别　　名	赤参、木羊乳、逐马
来　　源	唇形科植物丹参的干燥根和根茎
功　　效	活血调经，祛瘀止痛，凉血消痈，除烦安神
主　　治	月经不调，产后瘀滞腹痛，脘腹胁痛，跌打损伤，风湿痹症等

更年期综合征

更年期综合征，又称围绝经期综合征，主要发生在女性绝经前后，是由于卵巢功能衰竭导致雌激素水平下降，出现自主神经功能紊乱，进而引发一系列症状的疾病。其主要表现为易怒、焦虑、心烦意乱、眩晕耳鸣、健忘、心悸失眠、月经周期紊乱、关节疼痛等，一般起始于40岁左右，也有一些提前、推后或时间延长的人。更年期综合征的预防和管理对于提高中老年女性的生活质量至关重要。

更年期综合征的心理护理

护理方式	简介
正确认识绝经	绝经是正常的生理过程，不必感到焦虑、恐惧、抑郁
体谅患者	家属应该体谅患者的情绪，不与之发生冲突，提供心理支持
认识老龄概念	患者不要畏惧老龄，要保持心态年轻，用乐观态度面对生活
保持适度性生活	适度性生活有利于患者保持良好的精神状态

效验良方

单方 1

用药：吴茱萸适量。

用法：将上药研为细末，将肚脐消毒后填满药粉，外用胶布固定。每3日换药1次，6次为1个疗程。

主治：更年期综合征。

单方 2

用药：鲜百合50克。

用法：将上药用清水浸泡1夜，捞出后另加200毫升水煮熟，带汁同食。

主治：更年期综合征。

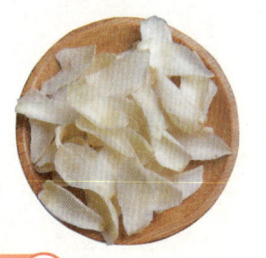

百合

单方 3

用药：鱼腥草500克。

用法：每日取上药10克，开水泡饮，全部用完为1个疗程。

主治：更年期高血压。

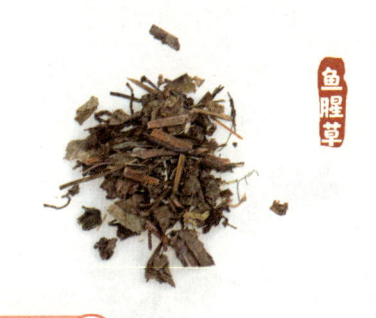

鱼腥草

单方 4

用药：生黄芪（选里外坚实、色黄微绿者）适量。

用法：取整条黄芪洗净，刮皮，浸入米泔水中泡一夜，次日炙干后研为细末，用醋糊为绿豆大小的药丸，晾干后每日空腹温开水送下70丸，早、晚各服1次。

主治：更年期月经周期紊乱。

第8章 妇科疾病常用土单方

中医贴士

患者要合理安排工作和休息，劳逸结合，保证充足睡眠，适度运动，如慢跑、散步等。平时饮食应注意多吃一些木耳、莲子、百合等养血益气的食物；多参加娱乐活动，让生活充满乐趣，并积极改善自己的人际关系，减轻思想负担，保持精神愉快、情绪稳定；更年期女性患心血管疾病、骨质疏松、妇科疾病等的风险增加，因此要定期进行体检，包括妇科检查，乳腺检查，血压、血糖、血脂等检查，以便早期发现和治疗。

黄芪

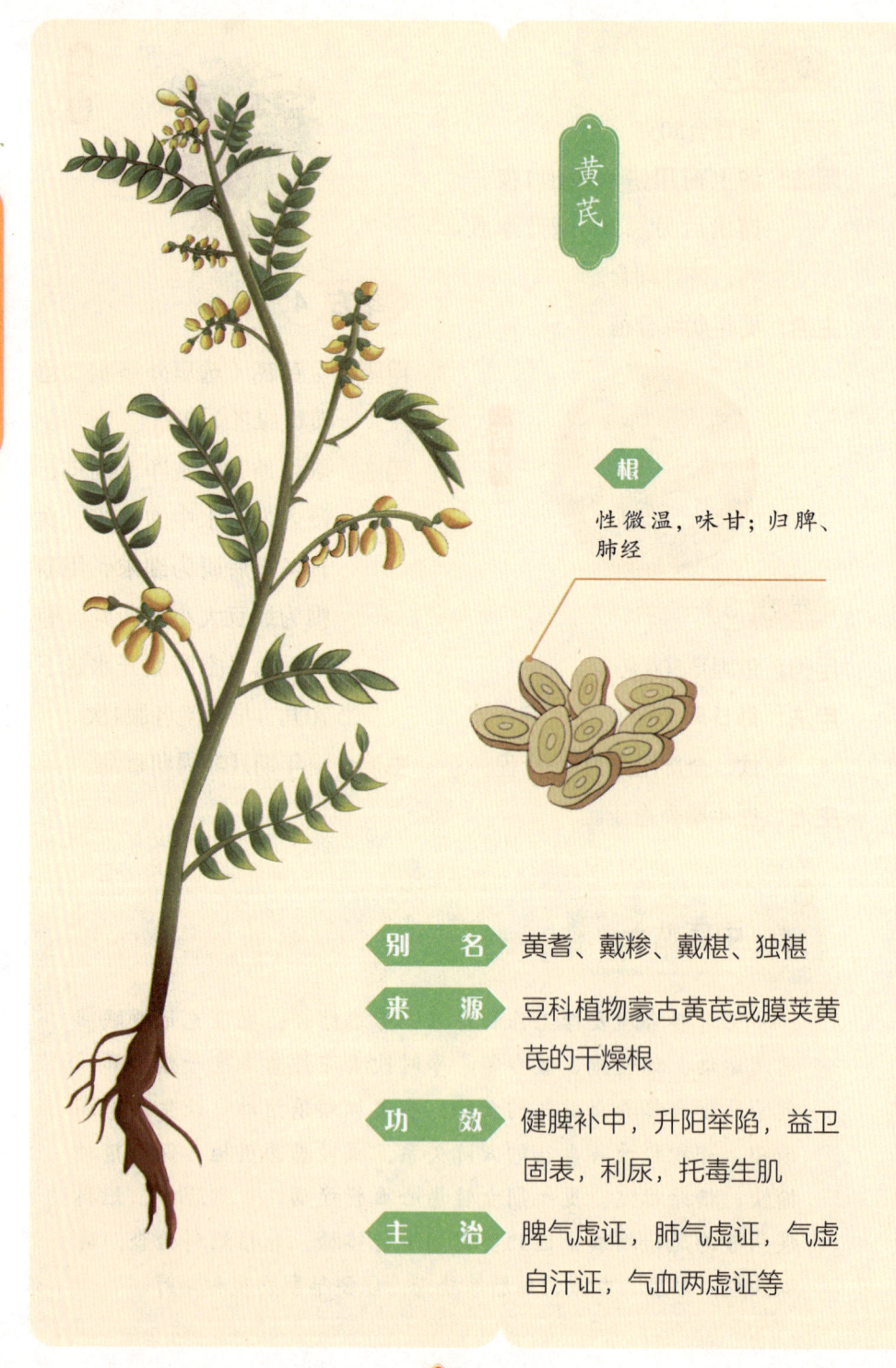

根

性微温，味甘；归脾、肺经

别　　名	黄耆、戴糁、戴椹、独椹
来　　源	豆科植物蒙古黄芪或膜荚黄芪的干燥根
功　　效	健脾补中，升阳举陷，益卫固表，利尿，托毒生肌
主　　治	脾气虚证，肺气虚证，气虚自汗证，气血两虚证等

第9章 儿科疾病常用土单方

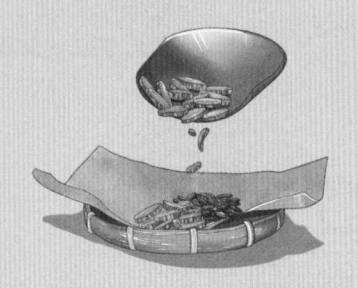

儿科疾病较为复杂，常见的有呼吸道疾病如感冒、肺炎，消化系统疾病如腹泻、消化不良等，此外还有小儿哮喘、新生儿肺炎、鹅口疮、遗尿症等。儿童免疫力较弱，儿科疾病可能影响其生长发育，需要特别关注和及时治疗。

百日咳

百日咳是一种由百日咳杆菌引起的急性呼吸道传染病，婴幼儿、孕妇、老年人及免疫功能较差的人群均为高危人群，多发于儿童。该病典型症状包括阵发性、痉挛性咳嗽和鸡鸣样吸气声，病程较长，可达数周至数月，因此得名"百日咳"。预防百日咳的关键在于接种百白破疫苗，已感染百日咳的患者，应及时就医，采用抗生素等药物治疗，并注意隔离以防止传染。

百日咳的病程阶段

阶段	表现
卡他期	可持续1~2周，症状较轻，可有低热、咳嗽、喷嚏、流泪和乏力等类似感冒的症状
痉咳期	一般持续2~6周或更长，咳嗽加重，可出现特征性的阵发性、痉挛性咳嗽，并出现特殊的、高调鸡鸣样吸气吼声
恢复期	一般持续2~3周，阵发性痉咳次数和严重程度逐渐减轻，咳嗽后呕吐症状也逐渐缓解

效验良方

单方 1

用药：长条萝卜。

用法：将上药切成两截，用小刀挖成空心，放入冰糖或橘饼，放在碗里用蒸笼蒸10分钟，连汁一起食下。

主治：小孩百日咳、老年人咳嗽痰多。

单方 2

用药： 罗汉果20克。

用法： 将上药加水煮沸，5分钟后再放入1克绿茶，稍温后分3~5次服下，每日1剂。

主治： 百日咳。

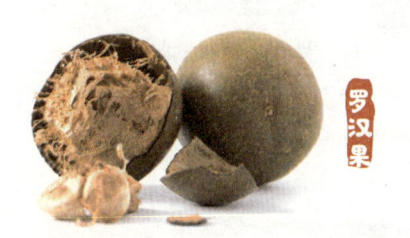

罗汉果

单方 3

用药： 佩兰适量（1~3岁取30克，3~5岁取45克，5岁以上酌加）。

用法： 将上药水煎，分2次服下，每日1剂。

主治： 百日咳。

单方 4

用药： 芦荟叶适量（2~3岁的幼儿选18~21厘米长的1片，不满周岁的幼儿酌减）。

用法： 将上药放入锅中，加入适量冰糖或白糖煎煮，去渣取汁服用，每日1剂。

主治： 百日咳。

芦荟

第9章 儿科疾病常用土单方

• 中医贴士 •

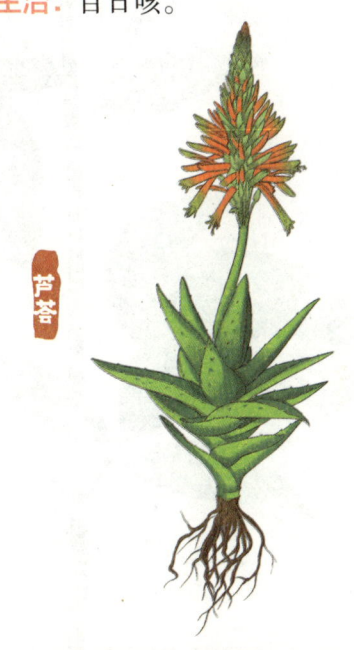

在疾病多发季节避免去人流密集的地方，如果家里有人发热或有呼吸道疾病症状，要做好隔离措施。要确保患儿得到充分的休息。在饮食方面，应注重营养的均衡，食用易消化、营养丰富的食品。同时，室内空气应该保持流通，为患儿提供一个舒适且安静的环境。

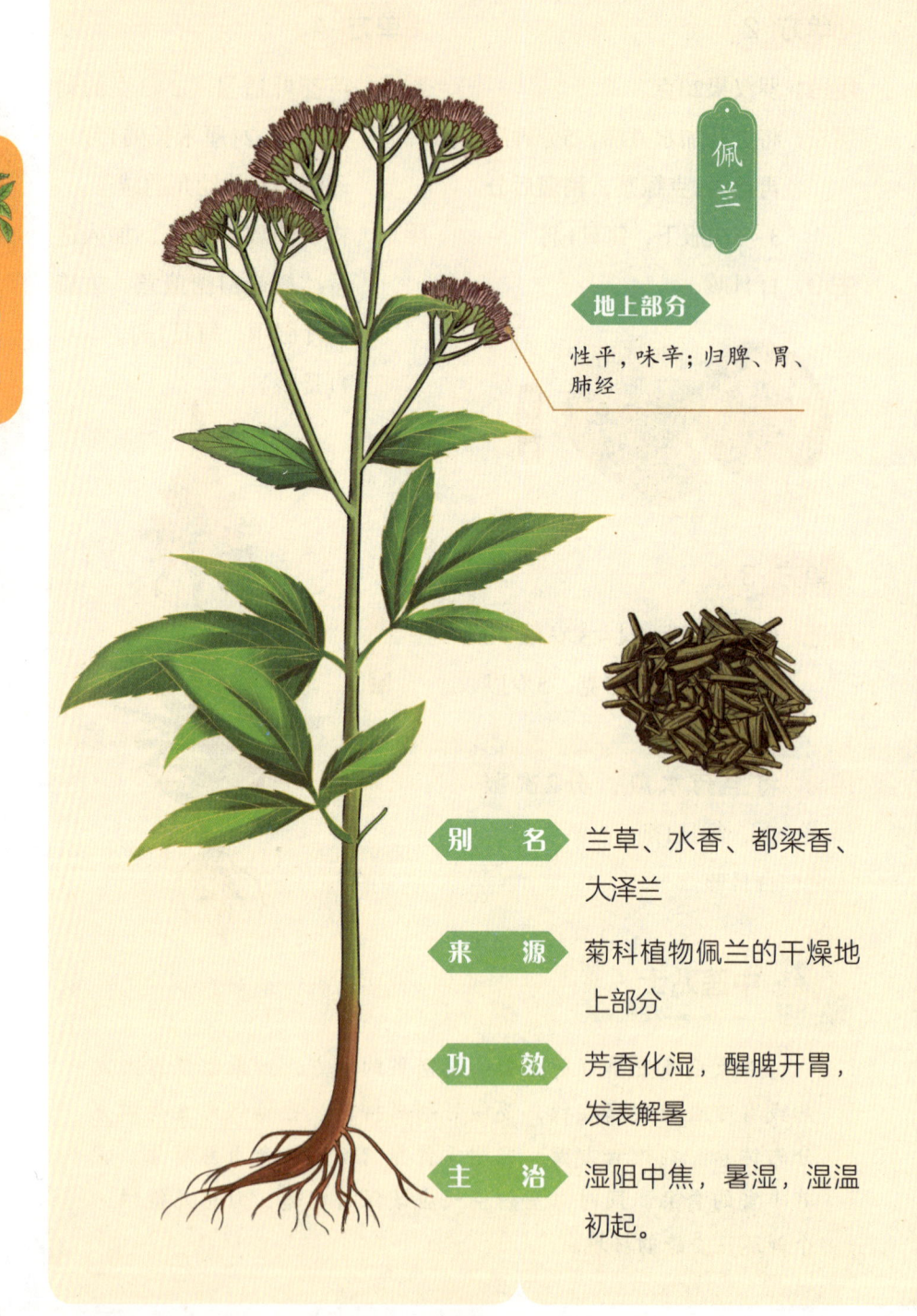

土单方

佩兰

地上部分

性平,味辛;归脾、胃、肺经

别 名	兰草、水香、都梁香、大泽兰
来 源	菊科植物佩兰的干燥地上部分
功 效	芳香化湿,醒脾开胃,发表解暑
主 治	湿阻中焦,暑湿,湿温初起。

流行性腮腺炎

流行性腮腺炎，中医叫痄腮，是由腮腺炎病毒引起的急性呼吸道传染病，多见于儿童和青少年，但任何年龄阶段的人都可能感染。该病具有较强的传染性，主要通过空气和飞沫传播，症状主要为一侧或双侧腮腺肿大、疼痛，可在进食酸性食物时疼痛加剧，还伴有发热、恶寒、头痛、咽痛等，还可能会引发一些并发症。

第9章 儿科疾病常用土单方

腮腺炎鉴别要点

类别	病因	典型症状
流行性腮腺炎	由腮腺炎病毒引起	腮腺肿胀、疼痛，可有肌肉酸痛、头痛、食欲减退、全身不适等症状
急性化脓性腮腺炎	主要由细菌感染引起	经常是单侧发病，患侧会有耳前剧烈疼痛、肿胀等症状
慢性阻塞性腮腺炎	由局部原因引起，如导管口狭窄等	腮腺肿胀且肿胀与进食有关，可短时间内达到高峰，并伴有轻微的疼痛
复发性腮腺炎	病因尚不十分清楚	表现为腮腺的反复肿胀，发作持续一周左右
自身免疫性腮腺炎	发病机制目前尚不清楚	除腺体肿大外，多无明显的自觉症状

效验良方

单方 1

用药： 苎麻根30克。

用法： 将上药研成细粉，加醋调成糊状，涂抹于患处，每日3~4次。

主治： 流行性腮腺炎。

单方 2

用药： 鲜萹蓄30克。

用法： 将上药洗净后切细、捣烂，加入适量生石灰水，再调入1个鸡蛋清，涂敷患处。

主治： 流行性腮腺炎。

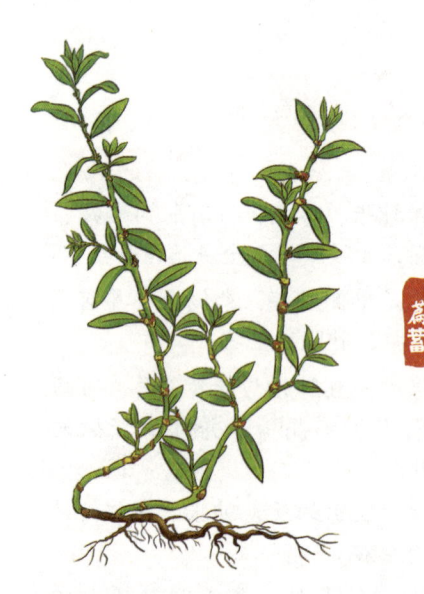

单方 3

用药： 生天南星适量。

用法： 将上药研为细粉，浸入适量食醋中浸泡5日，外搽患处，每日3~4次，平均3~4日肿胀逐渐消退。

主治： 腮腺炎。

单方 4

用药： 威灵仙15克。

用法： 将上药和90~150毫升米醋煎沸，倒出一半，待其冷却后外涂患处。另一半再加250毫升水，煮沸后分2次内服。

主治： 流行性腮腺炎。

萹蓄

中医贴士

患儿需要卧床休息，应确保室内空气流通，还要定期给餐具、衣物和床上用品消毒。在饮食方面，以易咀嚼和消化的流质、半流质食物为主；鼓励孩子多喝水；避免食用酸性食物，如柑橘类水果或果汁，因为它们会刺激唾液分泌，导致疼痛加重。采用热敷或冷敷的方法，可以减轻腺体胀痛。

天南星

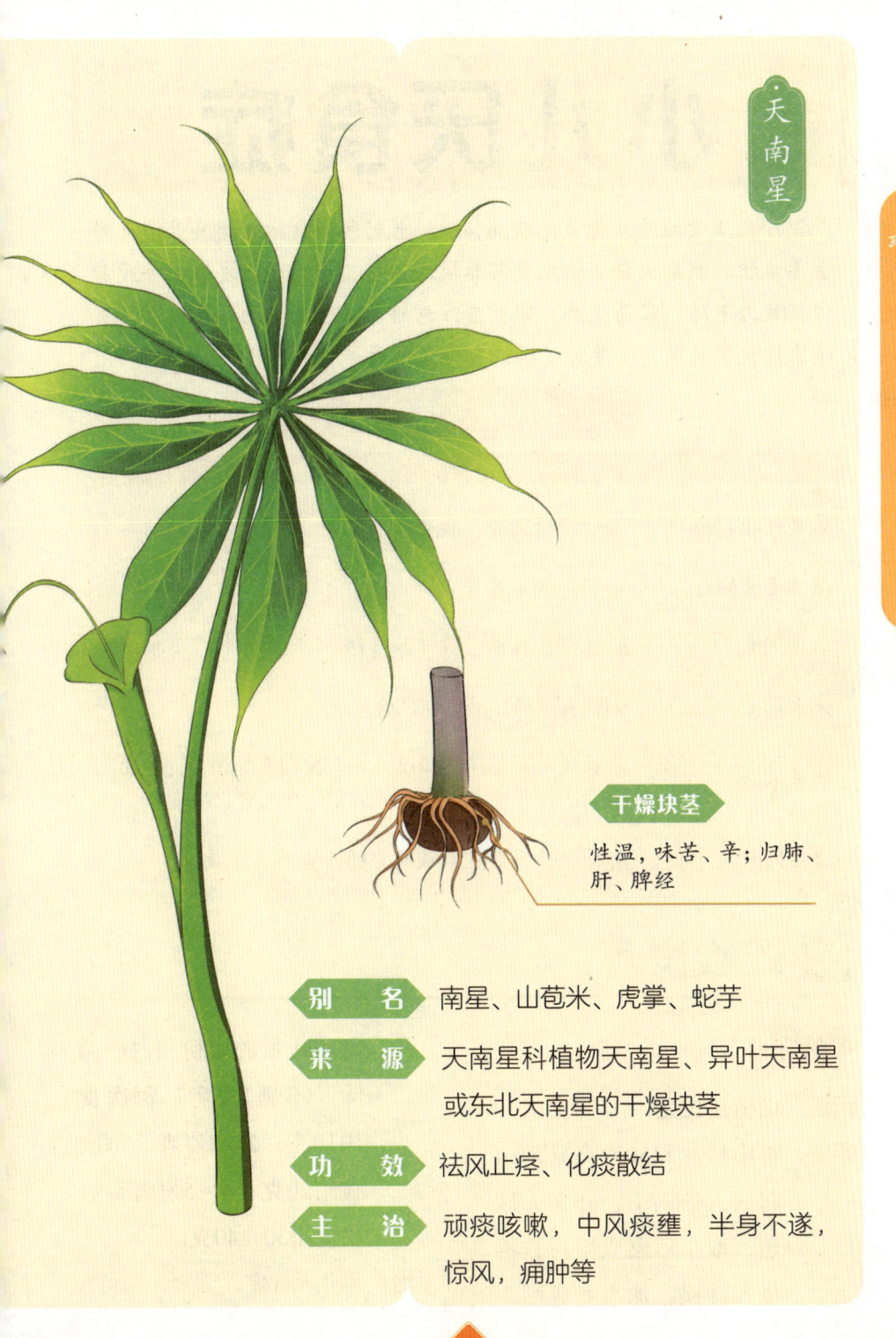

干燥块茎
性温，味苦、辛；归肺、肝、脾经

第9章 儿科疾病常用土单方

别　名	南星、山苞米、虎掌、蛇芋
来　源	天南星科植物天南星、异叶天南星或东北天南星的干燥块茎
功　效	祛风止痉、化痰散结
主　治	顽痰咳嗽，中风痰壅，半身不遂，惊风，痈肿等

小儿厌食症

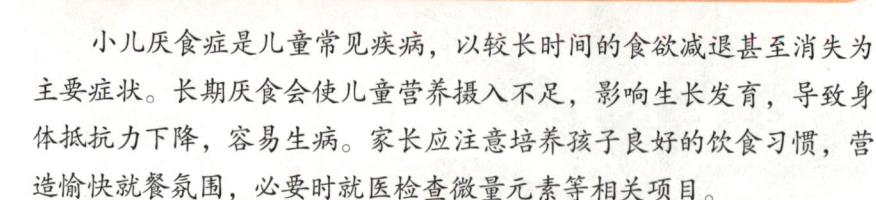

小儿厌食症是儿童常见疾病，以较长时间的食欲减退甚至消失为主要症状。长期厌食会使儿童营养摄入不足，影响生长发育，导致身体抵抗力下降，容易生病。家长应注意培养孩子良好的饮食习惯，营造愉快就餐氛围，必要时就医检查微量元素等相关项目。

小儿厌食症的原因

原因	简述
不良饮食习惯	如过度吃零食、挑食等
微量元素缺乏	如锌元素不足等
心理因素	如紧张、焦虑、惊吓等情绪
先天因素	如脾胃虚弱，幼时即乳食难进
喂养不当	家长缺乏育婴保健知识，如未按期添加辅食，片面强调高营养饮食，让孩子恣意偏食零食、冷食等
遗传因素	有神经性厌食症家族病史的儿童更易患病

效验良方

单方 1

用药： 山楂片10克。

用法： 将山楂片和50克高粱米一起放入铁锅中，开文火炒焦，取出后碾成粗粉，再放入砂锅，加水煮成粥，可用适量的奶粉和白糖调味。不满1岁者，每次食用10克；2～3岁者，每次食用20克；4～5岁者，每次食用30～40克。

主治： 小儿厌食症。

山楂

单方 2

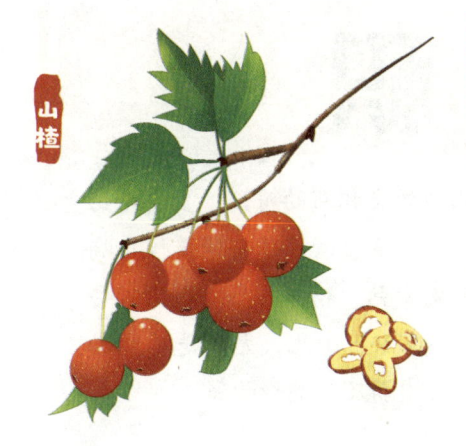

用药： 韭菜籽9克。

用法： 将上药研末，调入面粉和匀，制成饼后蒸熟，每日分3次服用，连服3～5日。

主治： 兼见自汗、面白等症的小儿食欲减退。

单方 3

用药： 羊肉250克。

用法： 将羊肉洗净切成粒，加入120克大米和适量水，再加少许食盐、生姜、花椒调味，煮粥食用，分2～3次吃完。

主治： 脾胃虚弱引起的食欲减退。

单方 4

用药： 生栀子9克。

用法： 将上药研为细末，加面粉、鸡蛋清调成3个饼，分别敷在肚脐和两足心，外贴胶布固定。

主治： 食积化热的厌食症。

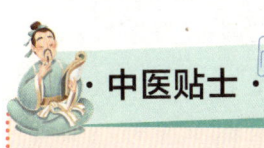

第9章 儿科疾病常用土单方

• 中医贴士 •

患儿生活要规律，定时进餐，营养全面，节制零食，定时排便，睡眠充足。家长要改善进食环境，让孩子集中精力进食，保持心情舒畅；同时，不过分关注孩子进食，避免"追喂"行为，1~2顿不吃也不用过度担心，不要以满足要求为条件让孩子进食；要敦促孩子加强体育锻炼，提高身体免疫力，促进胃肠蠕动，能有效增加食欲。

疳积

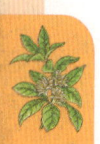

疳积是中医儿科的常见病症，出现饮食积滞的疳证，主要指儿童因喂养不当或脾胃功能虚弱导致的消化不良、营养障碍等慢性疾病。其症状包括形体消瘦、面色无华、毛发干枯、精神萎靡或烦躁不安、食欲减退、大便不调等。疳积多发于5岁以下小儿，尤其是婴幼儿，其病因涉及饮食不节、喂养不当、脾胃虚弱及疾病影响等。

疳积的鉴别诊断

疳积与厌食	厌食表现为长期的食欲差、不喜欢进食，不会出现明显的消瘦，精神状态也尚好。因为是肠胃的疾病，调理比较容易；而疳积会出现明显消瘦，面色萎黄无光泽，治疗也相对复杂
疳积与食积	食积表现为不想吃东西，看到食物甚至会有恶心的表现；腹胀，轻轻按压会感觉硬邦邦的；口中有异味，像是食物在胃里发酵后的味道；大便酸臭、干结；会出现形体消瘦，但是没有疳积明显

效验良方

单方 1

用药：丁香2粒。

用法：将上药与20毫升姜汁、250毫升牛奶一起放入锅内煮沸，除去丁香，加入少许白糖，每日服食1次。

主治：疳积。

单方 2

用药： 萝卜籽6～12克。

用法： 将上药与50克粳米一起放入锅中，加入适量水煮成粥食用，早晚餐热温服。

主治： 疳积。

单方 3

用药： 生柚皮适量。

用法： 将上药晒干，在瓦上煅黑，研为细末，每次服0.6~0.9克，每日2~3次。

主治： 小儿腹胀。

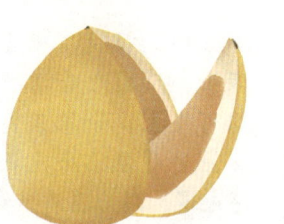

柚皮

单方 4

用药： 胡萝卜适量。

用法： 水煎服；也可打汁后加红糖水温服。

主治： 婴儿单纯性消化不良。

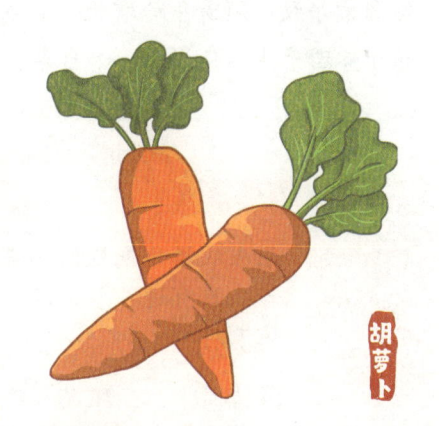

胡萝卜

单方 5

用药： 鹅不食草125克。

用法： 将上药与适量猪肉一起加水炖熟，加少许盐服食。

主治： 疳积。

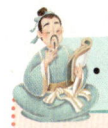

第9章 儿科疾病常用土单方

·中医贴士·

饮食上，避免过度喂食肥甘厚味、生冷食物，应选择易消化、营养均衡的食物，如蔬菜、水果、瘦肉等，做到少食多餐；日常要注意孩子腹部保暖，避免受寒；保持规律作息，保证充足睡眠；家长应避免孩子情绪过度波动，尽量营造轻松愉快的氛围。

遗 尿

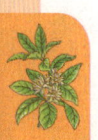

遗尿俗称尿床，是指睡眠中不自主地排尿的现象，在儿童中较为常见，多因神经系统发育未完善、睡前饮水过多、白天过于兴奋或遗传因素导致。随着年龄增长，大多数儿童能自然缓解。长期遗尿会对孩子心理产生不良影响，如自卑、焦虑等。

遗尿鉴别要点

类别	原发性遗尿	继发性遗尿
表现	尿床从婴儿期延续而来，患者从未有过6个月以上的不尿床期	患者有过6个月以上的不尿床期后，再次出现尿床的现象
病因	遗传因素、生理发育延迟和心理因素等共同作用导致的	功能障碍、功能异常、内分泌及遗传因素等
症状	睡眠状态把尿液排泄在床上，当事人不得而知或在梦中发生，醒后才知道。多为单纯性持续性，即除尿床外无其他伴随症状，无器质性病变	不分白天夜晚、床上或非床上、清醒或非清醒状态均可发生，除尿床外还有其他更明显临床症状和病理表现，多为器质性病变

效验良方

单方 1

用药： 生麻黄适量。

用法： 将上药水煎1次，去除药沫，临睡前服用，5~7岁患儿每剂用3克，8~15岁患儿每剂用5克，15岁以上患儿每剂用10克。

主治： 遗尿。

单方 2

用药：丁香3粒。

用法：将上药研为细末，加上适量米饭一起捣成饼，贴在患儿的神阙穴。

主治：遗尿。

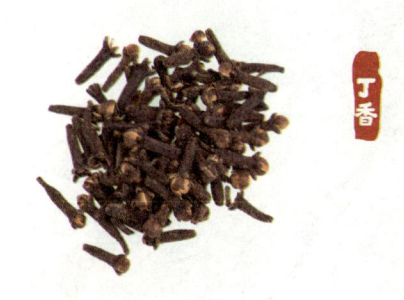

丁香

单方 3

用药：鸡内金30克。

用法：将上药焙干后研成细末，分成小包，每日早、晚用温开水送服1包（若用桑螵蛸9克水煎送服更佳）。

主治：遗尿。

单方 4

用药：黑胡椒粉适量。

用法：每晚睡前用黑胡椒粉填满肚脐，外用伤湿止痛膏贴盖，周围也用胶布封紧。24小时后去掉或更换，7次为1个疗程。

主治：遗尿。

单方 5

用药：补骨脂30克。

用法：将上药炒后研为细末，每次服用3克，热汤调下。

主治：遗尿属肾阳不足、膀胱虚寒者。

第9章 儿科疾病常用土单方

·中医贴士·

家长应让有遗尿症状的小儿养成良好的作息和卫生习惯，避免过度劳累；还应掌握小儿尿床的时间规律，可以在夜间使用闹钟来唤醒孩子起床排尿1~2次。在治疗过程中，家长要多劝慰和鼓励，少斥责和惩罚，这样既可以减轻小儿的心理负担，同时也是治疗成功的关键。

胡椒

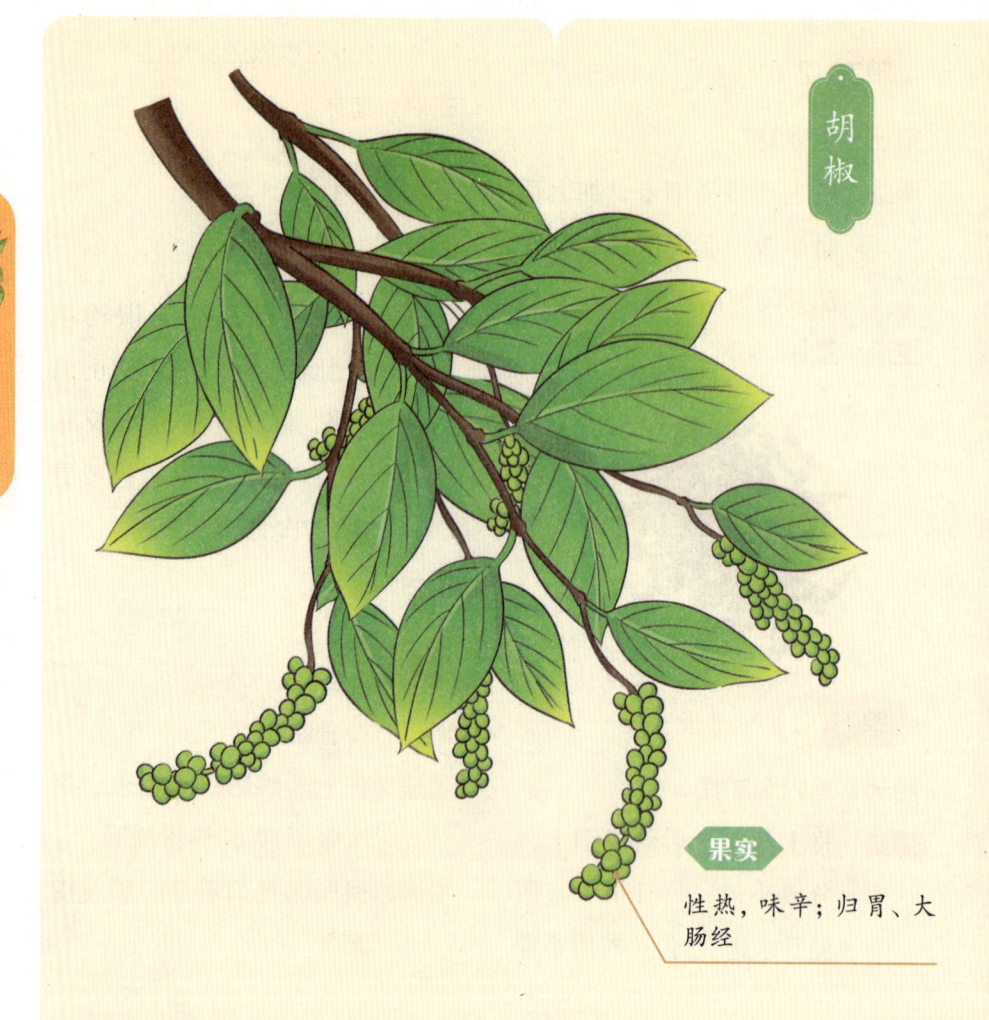

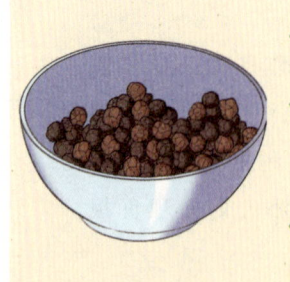

果实

性热，味辛；归胃、大肠经

别　　名	昧履支、浮椒、玉椒
来　　源	胡椒科植物胡椒的干燥近成熟或成熟果实
功　　效	温中止痛，下气消痰，开胃进食
主　　治	胃寒呕吐，腹痛泄泻，食欲减退等

土单方

第10章 皮肤科

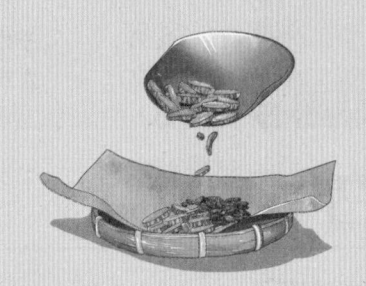

疾病常用土单方

皮肤科疾病涉及皮肤、毛发、指甲等的各种病变，包括感染（如真菌、细菌感染）、过敏（如接触性皮炎）、自身免疫性疾病（如银屑病）和皮肤肿瘤等。其症状包括红斑、丘疹、水疱、脱屑、瘙痒等，需根据不同患者做个体化治疗。

荨麻疹

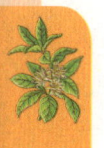

荨麻疹是一种常见的皮肤病，中医叫瘾疹，俗称"风团""风疹块"，主要症状表现为皮肤上突然出现大小不等的风团，这些风团通常为红色或苍白色，时隐时现。急性荨麻疹发病急骤，而慢性荨麻疹则病程较长，反复发病超过6周。它不仅会给患者带来身体上的不适，影响生活质量，还可能导致患者出现烦躁、焦虑等情绪。

荨麻疹鉴别要点

类别	急性荨麻疹	慢性荨麻疹
病因	多与食物、药物过敏、感染等因素相关	与感染、自身免疫、精神神经因素等诸多因素相关
典型症状	急性发作，全身有瘙痒及大小不一的风团发生，还可伴有发热、恶心、呕吐、腹痛、腹泻、胸闷及喉梗阻等全身症状	全身症状一般较轻，风团有时多有时少，反复出现，病程超过6周，常达数月或数年
预后	预后良好，累及呼吸道的患者有窒息危险，应及时就医	预后良好，但容易反复发作，病程迁延，治疗难度较大

效验良方

单方 1

用药： 新鲜芝麻秆100克。

用法： 将上药放入锅内煎煮30分钟，去渣留液，洗擦患处，每日3~4次，3日为1个疗程。

主治： 风热外袭型荨麻疹。

单方 2

用药：蝉蜕200克。

用法：将上药洗净风干，焙焦后研成细末，蜜炼为丸，每丸重9克。每次用温开水送下1丸，每日2次。

主治：荨麻疹。

单方 3

用药：新鲜青蒿叶60克。

用法：将上药加适量水煎煮30分钟，去渣留液，趁热熏洗患处，1日3～4次，3日为1个疗程。

主治：胃肠湿热型荨麻疹。

单方 4

用药：新鲜金银花30克。

用法：将上药水煎3次，分3次服用，每日1剂。

主治：荨麻疹。

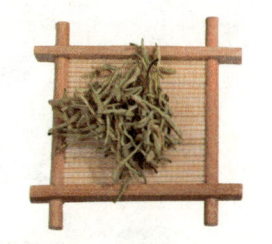

金银花

单方 5

用药：生艾叶10克。

用法：将上药与100毫升白酒共煎至50毫升左右，顿服，每日1次，连服3日。

主治：荨麻疹。

·中医贴士·

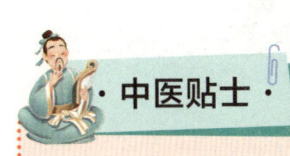

患者应积极寻找病因，避免吃可疑致敏食物或药物；还要避免接触花粉、甲醛、香水、动物毛发等可疑致敏物；平时应养成良好的作息习惯，保持心情愉悦，保持室内清洁、通风，经常晾晒被褥等；出现两次以上荨麻疹并伴有严重反应的患者，要随身携带自注射式肾上腺素，以便在出现严重反应时立即应用；出现呼吸困难或喘息症状，同时喉咙收紧的，要立刻呼叫救护车。

第10章 皮肤科疾病常用土单方

金银花

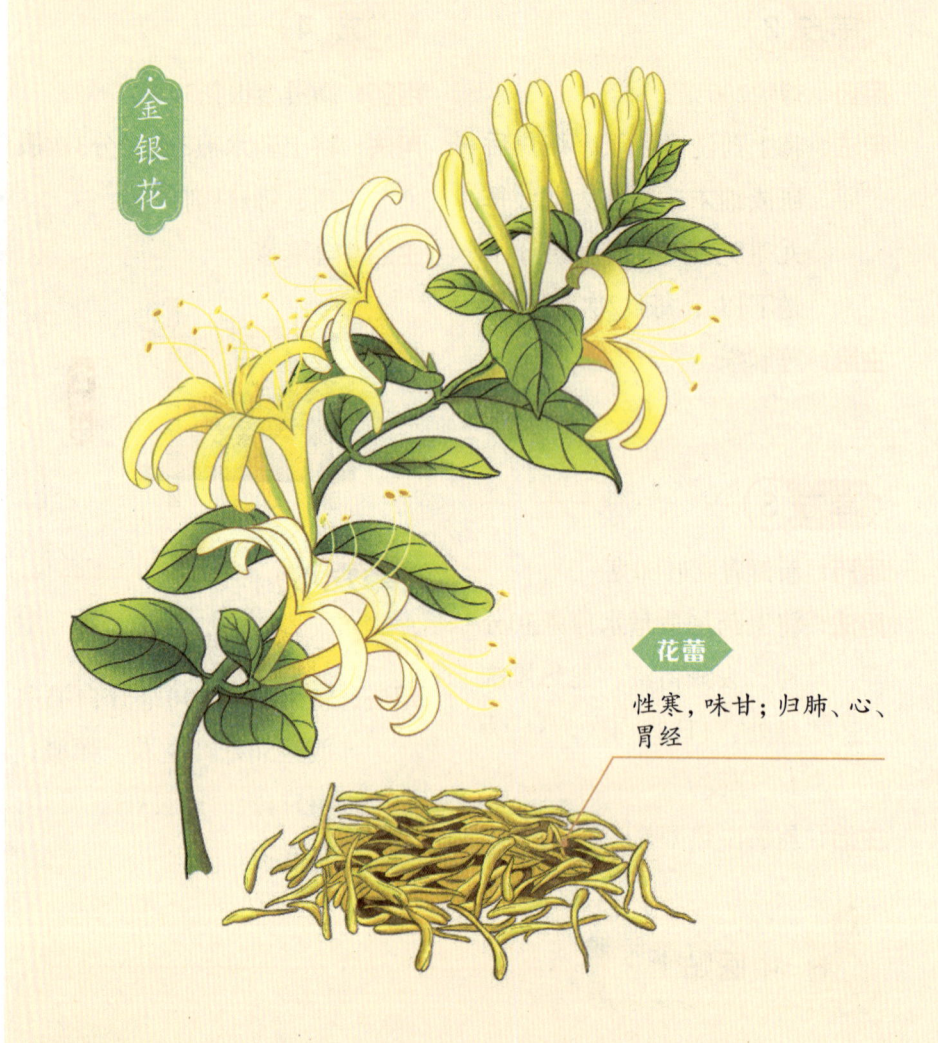

花蕾

性寒,味甘;归肺、心、胃经

别　名	忍冬花、双花、二花
来　源	忍冬科植物忍冬的干燥花蕾或待初开的花
功　效	清热解毒,疏散风热
主　治	痈肿初起,外感风热,温病初起,热毒血痢

白癜风

白癜风是一种常见的后天性色素脱失性皮肤黏膜疾病，主要表现为皮肤出现白斑，白斑大小不一、形状不定，可出现在身体任何部位，常见于面部、颈部、手部等暴露部位以及易摩擦部位。白癜风不直接影响身体健康，但会对患者容貌造成较大影响，进而给患者带来心理压力，如自卑、抑郁等。

怎样降低白癜风发病风险

内因方面	外因方面
积极治疗各种自身免疫性疾病	尽量避免接触化工原料、油漆涂料、重金属盐类等物质，必要时做好自我防护措施
注意自我心态调整，减少不良情绪的刺激	注意自我保护，避免烧伤、烫伤、抓伤、昆虫叮咬伤等皮肤外伤
避免乱用可能会影响黑色素形成的药物，如肾上腺素、甲状腺素等	避免强光暴晒，必要时使用遮阳伞、防晒霜等防晒措施
	规律生活，适当锻炼，增强体质，提高免疫力

效验良方

单方 1

用药： 苍耳茎、叶、籽各等量。

用法： 将上药晒干研末，炼蜜为丸，口服，每次3克，每日3次。

主治： 白癜风。

单方 2

用药： 蒺藜5克。

用法： 将上药研为细末，口服，每日2次。

主治： 白癜风。

单方 3

用药： 菟丝子25克。

用法： 将上药用50毫升的75%乙醇浸泡7日，外搽患处。

主治： 白癜风。

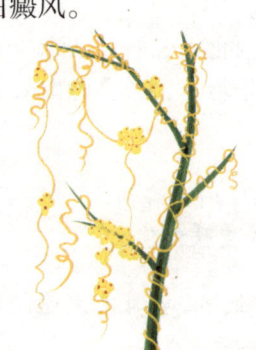

单方 4

用药： 鲜生姜适量。

用法： 将上药捣烂取汁，涂抹患处。

主治： 白癜风。

单方 5

用药： 无花果适量。

用法： 将上药洗净切细，用烧酒浸泡5日，外涂患处，每日3次。

主治： 白癜风。

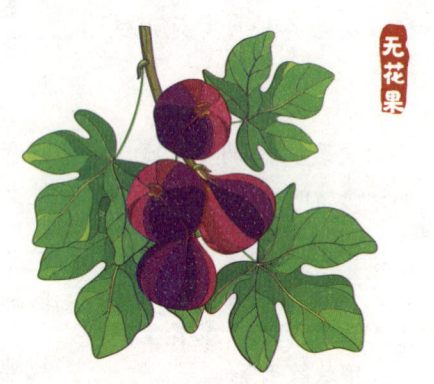

中医贴士

患者在饮食上要避免食用富含维生素C的食物，如柑橘等，以防影响黑色素生成；可多吃些富含酪氨酸与矿物质的食物；要注意防晒，以免强烈阳光照射加重病情。穿着方面，选择宽松舒适的衣物，减少对皮肤的摩擦；要避免皮肤外伤，保持心情舒畅；规律作息，避免熬夜，保证充足睡眠，增强身体抵抗力，有助于病情的稳定与恢复。

足癣

足癣即脚气病，是一种由皮肤癣菌引起的真菌感染。常见于成人，尤其是男性，其典型症状包括瘙痒、脱皮、起水疱，严重时可能出现皮肤干燥、皲裂甚至糜烂。足癣具有传染性，可以通过直接接触或共用个人用品（如毛巾、拖鞋等）传播。足癣不仅影响生活质量，还可能引起并发症，如继发细菌感染，因此及时治疗和采取预防措施很重要。

足癣鉴别要点

类别	分布部位	主要表现
水疱鳞屑型足癣	趾间、足跖、足侧	成群或散在分布的小水疱，疱壁不易破，疱液较清亮，水疱干燥吸收后出现脱屑，常伴有瘙痒
浸渍糜烂型足癣	多见于趾缝，尤以第3~4和4~5趾间为甚	趾间糜烂、浸渍发白，除去发白的上皮，可见红色糜烂面，有少许渗液
角化过度型足癣	足跖、足缘和足后跟	弥漫性皮肤增厚粗糙、干燥、脱屑，自觉症状较轻，冬季易发生皲裂，伴疼痛

效验良方

单方 1

用药：鲜韭菜250克。

用法：将上药洗净切末，放入盆中，加入开水，水温合适后泡脚30分钟，让水量漫过脚面，并将两脚互相摩擦。1周1次。

主治：足癣。

单方 2

用药：黄精250克。

用法：将上药和2000毫升食醋一起放入盆内，浸泡3天3夜后，把患脚放入盆中浸泡。连泡3晚，第1晚泡3小时，第2晚泡2小时，第3晚泡1小时。

主治：足癣。

单方 3

用药：肉桂30克。

用法：将上药研末，用食醋调匀，涂在患处，每日2次。

主治：足癣。

单方 4

用药：鲜马齿苋250~500克。

用法：将上药洗净，加适量水，煎取药液2500~3000毫升，先熏后浴，每次30分钟至1小时，每日1~2次。

主治：角化过度型手足癣。

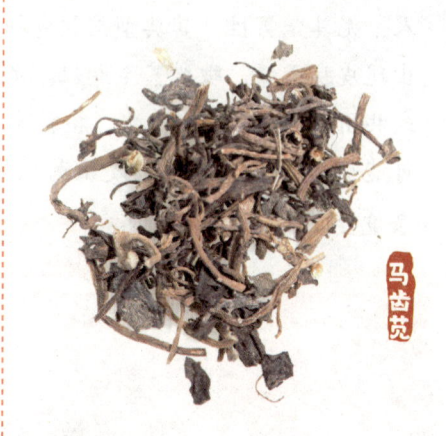

马齿苋

单方 5

用药：鲜海带120克（干品减半）。

用法：将上药洗净，蒸一下放入锅内，加入适量米醋，用小火煮，熟后食用。

主治：足癣。

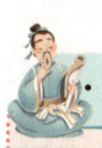

中医贴士

患者要保持脚的清洁干燥，穿透气性好的鞋袜，勤洗勤换；平时应注意个人卫生，不与他人共用拖鞋、浴巾等日常用品；足部出汗较多时可局部使用抑汗剂，如硝酸咪康唑散等，以起到吸汗、抗真菌的效果。

肉桂

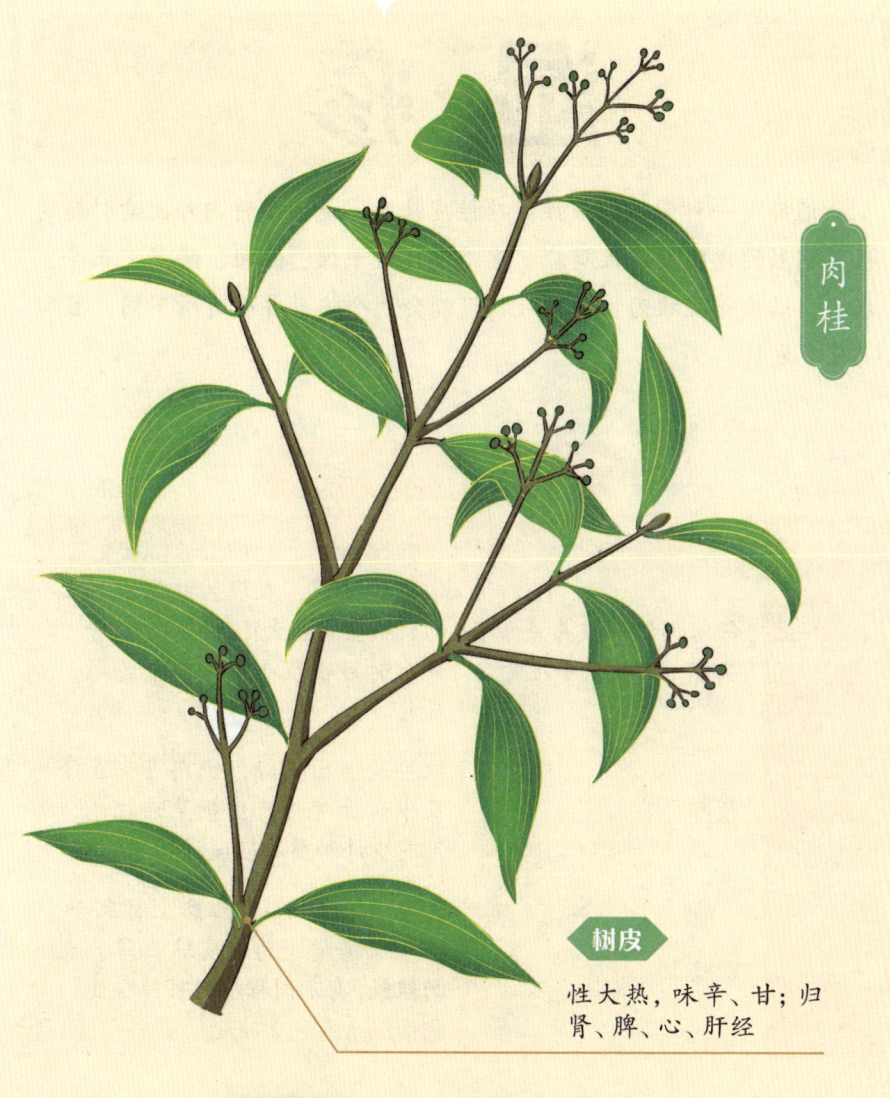

第10章 皮肤科疾病常用土单方

树皮

性大热，味辛、甘；归肾、脾、心、肝经

别　名	牡桂、紫桂、大桂
来　源	樟科植物肉桂的干燥树皮
功　效	补火助阳，引火归元，散寒止痛，温通经脉
主　治	肾阳不足，阳痿宫冷，眩晕目赤，心腹冷痛，经闭痛经等

湿疹

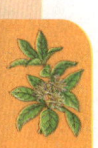

湿疹是一种常见的慢性炎症性皮肤病，是由多种内外因素引起的瘙痒剧烈的皮肤炎症性反应。湿疹以皮肤干燥、红斑、瘙痒、丘疹、水疱、结痂等症状为特征，症状可能会因个体差异而有所不同，且容易反复发作。

湿疹鉴别要点

类别	好发部位	典型症状
急性湿疹	任何部位，较易见于头部、四肢、手足背	常对称分布，表现为红斑基础上的针头至粟粒大小丘疹、丘疱疹，严重时可出现小水疱，常会融合成片
亚急性湿疹	颈部居多	红肿及渗出减轻，但仍可有丘疹及少量丘疱疹，皮损呈暗红色，可有少许鳞屑及轻度浸润
慢性湿疹	四肢上	患部皮肤浸润性暗红斑上有丘疹、抓痕及鳞屑，局部皮肤肥厚、表面粗糙，有不同程度的苔藓样变、色素沉着或色素减退

效验良方

单方 1

用药：生蒲黄适量。

用法：将上药筛去杂质，直接撒布于患处，等到不见渗液之后用纱布包扎固定。换药时不要将干燥的药粉去掉。

主治：湿疹。

单方 2

用药： 明矾15克。

用法： 将上药加食盐6克，用开水冲化，清洗患处。

主治： 湿疹。

单方 3

用药： 马铃薯适量。

用法： 将马铃薯捣如泥，用棉球蘸取涂擦患处，每日数次。

主治： 湿疹。

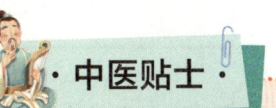

单方 4

用药： 薏苡仁30克。

用法： 将上药与30克粳米、2克冰糖一同放入锅内，加入适量水煮成粥，佐餐食用。

主治： 湿疹。

单方 5

用药： 苍术30克。

用法： 将上药用水煎服。

主治： 小儿脐部湿疹。

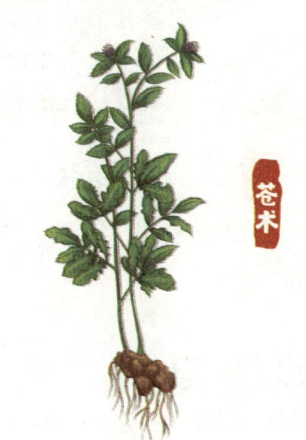

马铃薯

苍术

·中医贴士·

湿疹患者平时要养成良好的饮食习惯，不可偏食，饮食应以清淡、易消化、低盐少油的食物为主，忌食辛辣、腥膻等刺激性食物；外出时，一定要做好皮肤防护工作，避免患处受风或长时间照射，以免加重病情；当患处瘙痒难忍时，可涂抹止痒药来止痒，不可搔抓患处，以防感染。

带状疱疹

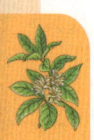

带状疱疹是一种由水痘-带状疱疹病毒引起的急性感染性皮肤病，多发于成年人，尤其是年龄较大或免疫力下降的人群。该病毒在初次感染后可长期潜伏在神经节内，当人体免疫力下降时，病毒会被激活，沿神经纤维移动至皮肤，引发炎症和疱疹。带状疱疹的典型症状为带状分布的成簇水疱，通常出现在身体的一侧或脸部一侧，不超过中线，常伴有刺痛、灼热感或阵发性疼痛。

带状疱疹的鉴别诊断

带状疱疹与单纯疱疹	单纯疱疹好发于皮肤与黏膜交界处，分布没有一定规律，水疱较小易破，疼痛感不强，常有在同一部位多次复发的病史；而带状疱疹呈带状分布，有阵发性的反复疼痛
带状疱疹与接触性皮炎	该病有接触史，出现的皮疹与神经分布无关，会有烧灼、剧痒症状，无神经痛；而带状疱疹沿神经节段分布，神经痛是其特征之一

效验良方

单方 1

用药：升麻30~50克。

用法：将上药浓煎取汁，用纱布蘸取药液湿敷患处。

主治：带状疱疹。

单方 2

用药：大叶金钱草适量。

用法：将上药煅成灰，研成细末，加入适量香油调成糊，涂擦患处，每日2~4次。

主治：带状疱疹。

单方 3

用药： 蜈蚣3条。

用法： 将上药置瓦片上焙干，研成细末，加入适量鸡蛋清调匀，涂在皮损处，每日5~6次。

主治： 带状疱疹。

单方 4

用药： 王不留行30克。

用法： 先用文火将王不留行焙黄（或爆开花），以不焦为宜，取出研末。取出1~2个鸡蛋的蛋清，放入药末调成糊状，涂搽患处，每日3次，7日为1个疗程。

主治： 带状疱疹。

王不留行

单方 5

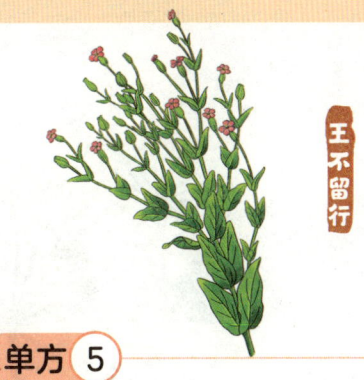

用药： 当归适量。

用法： 将上药烘干并研为细粉，装入容器内备用。根据年龄大小取量，每次0.5~1.0克，每隔4~6小时用药1次，吞服。

主治： 带状疱疹。

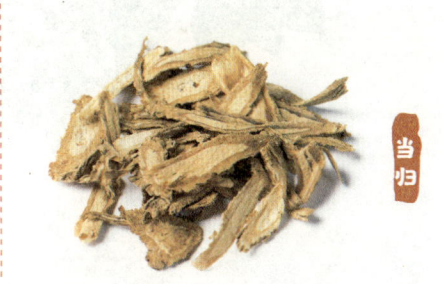

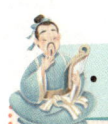

当归

第10章 皮肤科疾病常用土单方

·中医贴士·

患者要避免搔抓水疱，防止水疱破裂引发感染和留下疤痕；穿着应宽松舒适，减少对患处的摩擦；局部保持清洁干燥，若水疱破裂，可适当进行消毒处理；注意休息，保证充足睡眠，避免过度劳累和精神紧张；饮食上，避免食用辛辣、油腻、刺激性食物，多吃新鲜蔬果等富含维生素的食物。

当归

根

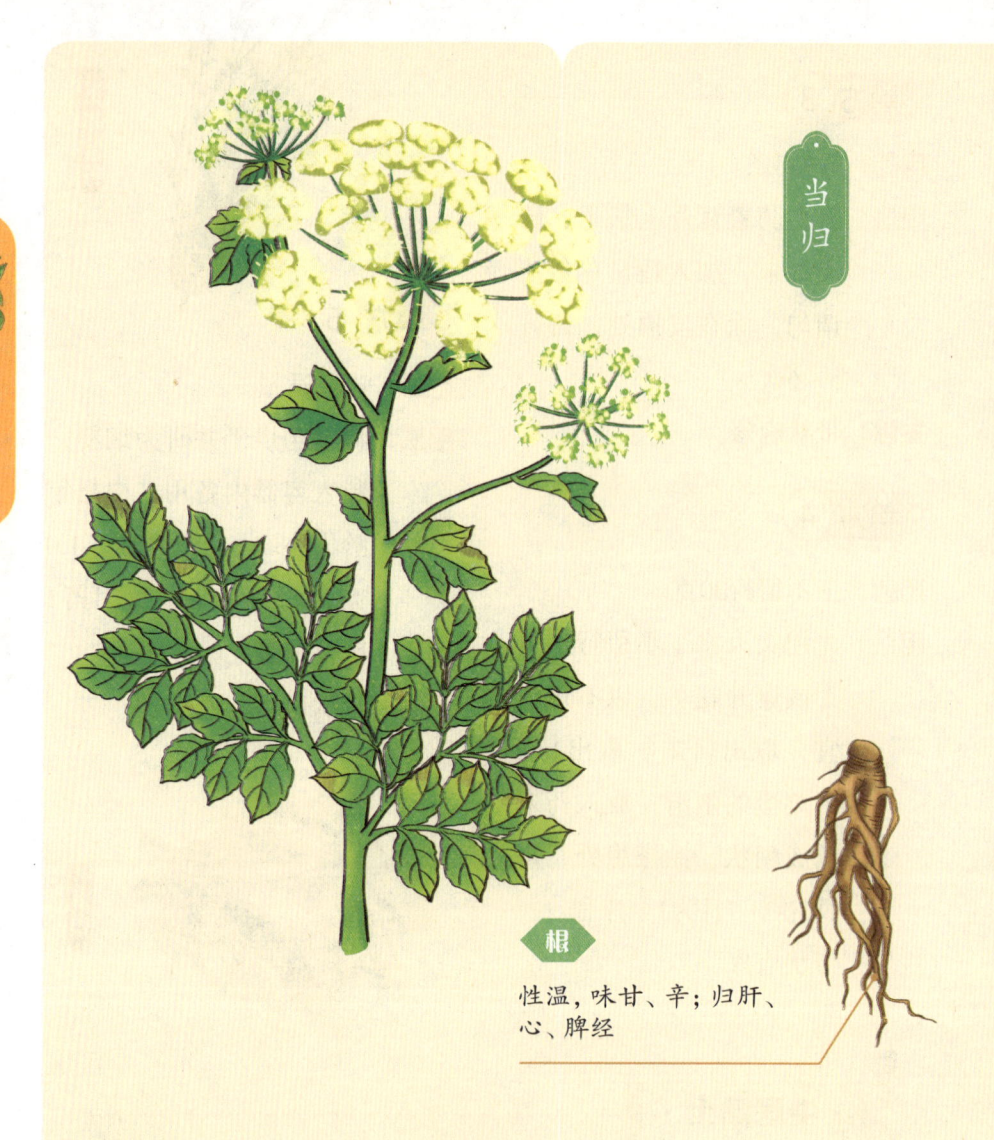

性温，味甘、辛；归肝、心、脾经

别　　名	干归、山蕲、甘白
来　　源	伞形科植物当归的干燥根
功　　效	补血调经，活血止痛，润肠通便
主　　治	血虚萎黄，月经不调，经闭痛经，跌打损伤，风湿痹痛，肠燥便秘等

第11章 外科疾病常用土单方

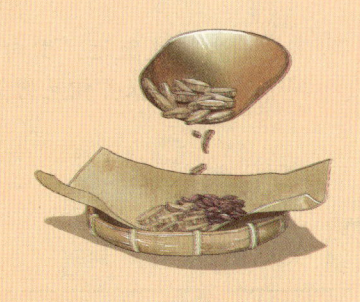

外科疾病涉及身体各种组织和器官的损伤、感染、肿瘤、畸形和功能障碍。常见的外科疾病包括痔疮、烧烫伤、疝气等。外科治疗通常为手术干预，以修复损伤、清除病变组织或重建器官功能。

痔疮

土单方

痔疮是一种常见的肛肠疾病，指肛门直肠底部和肛管皮肤下静脉丛充血或瘀血并肿大而形成的疾病。痔疮主要分为内痔、外痔和混合痔。其主要症状均为便血，便血颜色鲜红，有时呈点滴状或喷射状，严重时可导致内痔脱出肛门外。饮酒或进食刺激性食物后，症状可能会加重。

痔疮鉴别要点

类别	位置	典型症状
内痔	位于齿状线以上，在直肠下端的黏膜下，位置相对较深	主要临床表现是出血和脱出
外痔	位于齿状线以下，包括肛门周围的皮肤和皮下组织	主要临床表现是肛门不适、持续潮湿不洁，有时有瘙痒
混合痔	齿状线附近，由内痔、外痔静脉丛曲张并相互吻合贯通形成	可兼有内痔和外痔的症状

效验良方

单方 1

用药： 无花果叶。

用法： 将上药放入瓷盆中，盖上盖子熬煮20分钟，趁热熏洗患处，每日3次。

主治： 外痔。

单方 2

用药：南瓜籽1 000克。
用法：将上药加水煎煮，趁热熏肛门，每日最少2次。
主治：内痔。

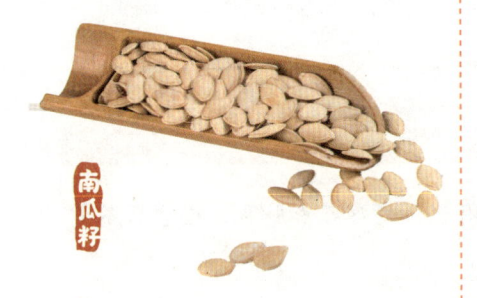

单方 3

用药：鲜品天仙藤适量。
用法：将上药捣烂，敷在患处。
主治：痔疮肿痛。

单方 4

用药：鲜蒲公英100~200克（干品50~100克）。
用法：取上药洗净，水煎服，每日1剂。便血患者可将蒲公英干品炒至微黄，用水煎服；而内痔嵌顿、血栓性外痔及炎性外痔等患者，还可以配合水煎熏洗。
主治：痔疮。

单方 5

用药：鲜金钱草100克（干品减半）。
用法：上药水煎后口服，每日1剂，分2次服用。
主治：痔疮。

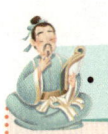

·中医贴士·

患者饮食应该以清淡为主，少吃辛辣、油炸和刺激性食物，多食用水果、蔬菜和富含纤维的食物；平时要多做提肛运动，避免久坐、久立或久忍大便；每晚睡前可按摩腹部，养成良好的排便习惯，保持肛门周围卫生，适当进行体育锻炼，如跑步、散步等，可促进胃肠蠕动，有助于促进排便。

烧烫伤

烧伤、烫伤大多是由火焰、热油、沸水、电灼以及强酸强碱对人体造成的急性损伤。轻度烧烫伤表现为皮肤发红、疼痛，严重的则会出现水疱、皮肤破溃、组织坏死，甚至危及生命。因此，出现较为严重的烧烫伤时，应立刻进行一些紧急处理，并迅速就医。

烧伤等级

等级	症状表现
Ⅰ度烧伤	皮肤发红，会有轻微的疼痛和肿胀，痊愈后不留瘢痕
浅Ⅱ度烧伤	表皮有破损，出现水疱，痊愈后不留瘢痕
深Ⅱ度烧伤	表皮不完整，皮肤苍白，有红色斑点，痊愈后可能会留下瘢痕
Ⅲ度烧伤	皮肤发白或烧焦，痊愈后会留下严重的瘢痕和挛缩

效验良方

单方 1

用药：鲜芦荟叶适量。
用法：将上药洗净，捣烂，绞汁涂患处，每日数次。
主治：轻度烧烫伤。

单方 2

用药：白及粉适量。
用法：将上药调油擦拭伤口。
主治：轻度水、火烫伤。

白及

单方 3

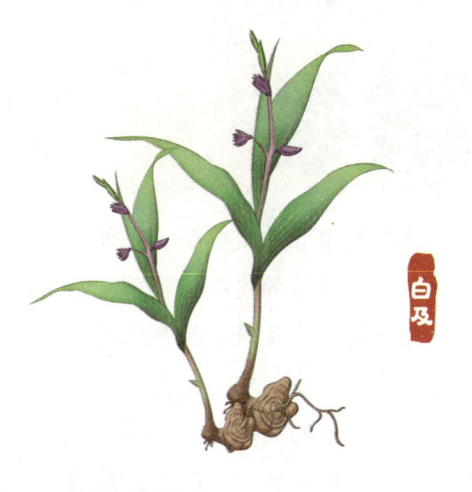

用药：生姜适量。

用法：取上药，捣烂榨汁。用药棉蘸姜汁敷于患处。轻者，用药1次即可；重者，把纱布用姜汁浸湿敷于患处24~48小时。结痂脱落后痊愈。

主治：轻度水、火烫伤。

单方 4

用药：苍术适量。

用法：将上药研为细末，放入白芝麻油中调成稀糊状，用洁净鸡毛将药糊薄薄地涂于患处，每日1~2次。

主治：轻度烧烫伤。

单方 5

用药：黑豆25克。

用法：将上药加水煮浓汁，涂搽患处。

主治：小儿轻度烫伤。

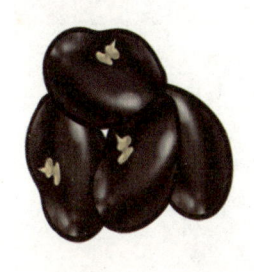

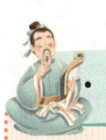

黑豆

第11章 外科疾病常用土单方

· 中医贴士 ·

若烧烫伤的部位皮肤完整，应尽快局部降温。可将受伤处置于冷水龙头下冲约10分钟，这样能迅速把烫伤的皮肤温度降下来，以尽可能降低热损伤。若皮肤上因烫伤出现了水疱，切勿刺破伤口上的水疱；若受伤的皮肤已经破损，应让余下的皮肤在伤口处留下，作为保护伤口的自然屏障；用干净的毛巾或纱布覆盖患处，减少感染概率；紧急处理后，要立即前往有治疗烧伤条件的医院就诊。

手足皲裂

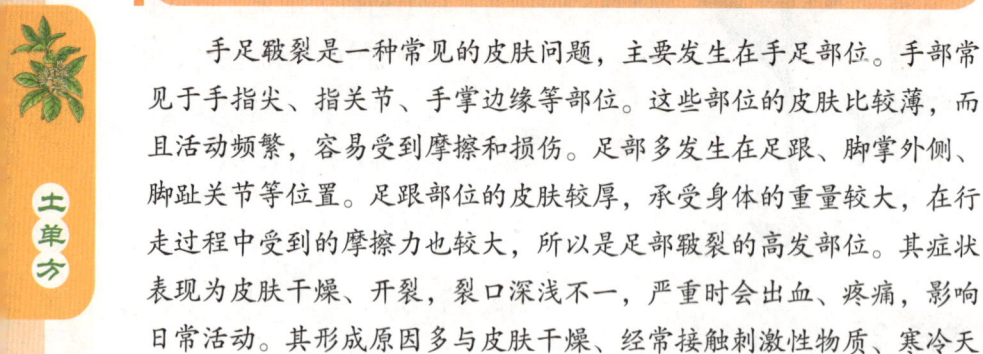

手足皲裂是一种常见的皮肤问题，主要发生在手足部位。手部常见于手指尖、指关节、手掌边缘等部位。这些部位的皮肤比较薄，而且活动频繁，容易受到摩擦和损伤。足部多发生在足跟、脚掌外侧、脚趾关节等位置。足跟部位的皮肤较厚，承受身体的重量较大，在行走过程中受到的摩擦力也较大，所以是足部皲裂的高发部位。其症状表现为皮肤干燥、开裂，裂口深浅不一，严重时会出血、疼痛，影响日常活动。其形成原因多与皮肤干燥、经常接触刺激性物质、寒冷天气等因素有关。秋冬季节，空气干燥，皮肤长时间暴露在干燥的环境中，就很容易出现这种情况。

手足皲裂等级

类别	简介
Ⅰ度皲裂	皮肤干燥、发硬，出现裂纹，但局限于表皮，没有出血及疼痛症状
Ⅱ度皲裂	皮肤粗糙，摸上去刺手，裂纹可由表皮深达真皮，伴有轻度刺痛，没有出血
Ⅲ度皲裂	皮肤粗糙，裂口由表皮深达真皮和皮下组织，常引起出血和疼痛

效验良方

单方 1

用药： 白及适量。

用法： 将上药焙干，研成末。加适量凡士林调成软膏外用，早、晚各涂药1次。

主治： 手足皲裂。

单方 2

用药： 羊油适量。
用法： 将上药涂敷裂伤处，每日1次。
主治： 手足皲裂。

单方 3

用药： 黄豆200克。
用法： 将上药晾干之后研成细末，过100目筛后与适量凡士林调匀，洗净患处后将药膏贴在患处，用纱布固定，每3日换药1次。
主治： 手足皲裂。

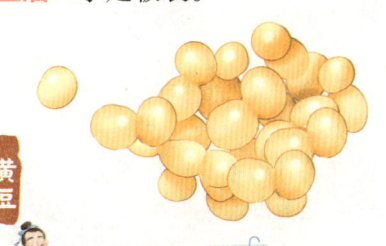

单方 4

用药： 鹅油适量。
用法： 将上药熬炼后放冷，填涂裂伤处，每日1次。
主治： 手足皲裂。

单方 5

用药： 冬青叶适量。
用法： 将上药研成细末，分别同香油、桐油调成糊状，涂于患处，每日2次。
主治： 手足皲裂。

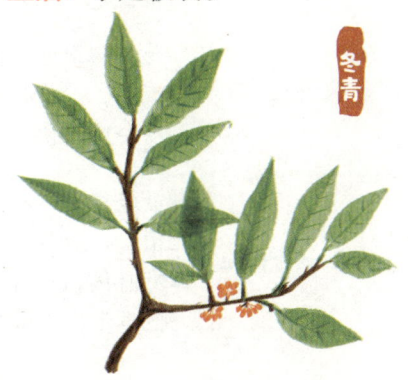

第11章 外科疾病常用土单方

黄豆

冬青

中医贴士

患者要避免频繁接触刺激性物质，如碱性洗涤剂等，做家务时可佩戴手套。日常注意手足保暖，洗手、洗脚后应及时擦干，并涂抹滋润度高的护手霜、护足霜，保持皮肤湿润。不要用手撕剥裂口处的皮肤，防止伤口扩大与感染。饮食上多摄入富含维生素及胶原蛋白的食物，如胡萝卜、坚果等，有助于改善皮肤状态。

外伤出血

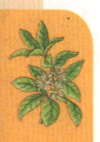

外伤出血是常见的损伤情况。当身体遭受撞击或穿刺等外力伤害时，血管受损，血液从伤口处流出。出血类型分为动脉出血、静脉出血和毛细血管出血三种。出血量较小时，可以自行处理；但出血量较大时，必须立即就医。

外伤出血类型

类别	出血表现
动脉出血	最严重的一种外伤出血类型，它是由于动脉血管破裂引起的。血色鲜红，呈喷射状，出血量多，速度快，危险性大
静脉出血	是静脉血管受到损伤导致的出血。血色暗红，缓慢流出，危险性较小，如果是较大静脉破损，出血速度会比较快，而且出血量可能会比较多
毛细血管出血	最轻微的一种外伤出血类型。血色鲜红，呈点状渗出，出血量少，找不到明显的出血点，危险性小，有时候伤口可能会持续一段时间渗血，但不会像其他类型出血那样出现喷射或涌出的现象

效验良方

单方 1

用药：鲜马兰草（或鲜凤尾草、鲜槐花、鲜何首乌、鲜墨旱莲，任选一种）不拘量。

用法：用淡盐水清洗患处，将干净的鲜马兰草晾干水分后捣成泥，敷在创伤处。血停止2个小时后可将其去除。

主治：外伤出血。

单方 2

用药：土鳖虫适量。

用法：将上药浸入烧酒内约30分钟，焙干为末，放入瓶中备用。用时将药末掺敷患处。

主治：外伤出血。

单方 3

用药：生半夏适量。

用法：将上药研成细末，敷在伤处。

主治：外伤出血。

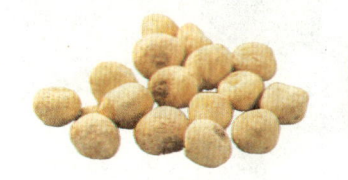

单方 4

用药：鲜三七叶适量。

用法：将上药捣烂后敷在伤口。

主治：外伤出血。

单方 5

用药：油菜籽半杯。

用法：将上药研为细末，用3个鸡蛋清调匀，敷擦患处。

主治：外伤出血。

中医贴士

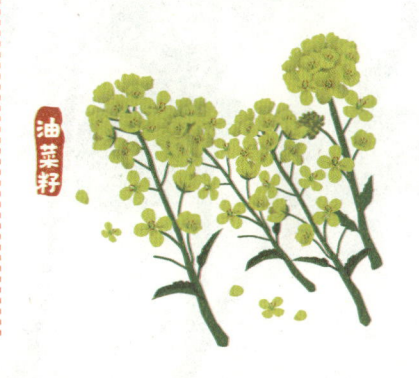

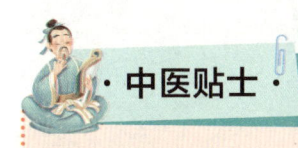

外伤出血应立即采取止血措施，可以用纱布、绷带等物品直接压迫伤口，或者抬高伤肢，降低出血量。如果出血很多或者止不住，需尽快就医。为了避免伤口感染，不要直接接触伤口，并保持伤口清洁。首先使用肥皂和清水洗净双手，然后用消毒棉球或纱布蘸取适量的碘伏或乙醇擦拭伤口周围。如果伤口比较深，应尽早就医。

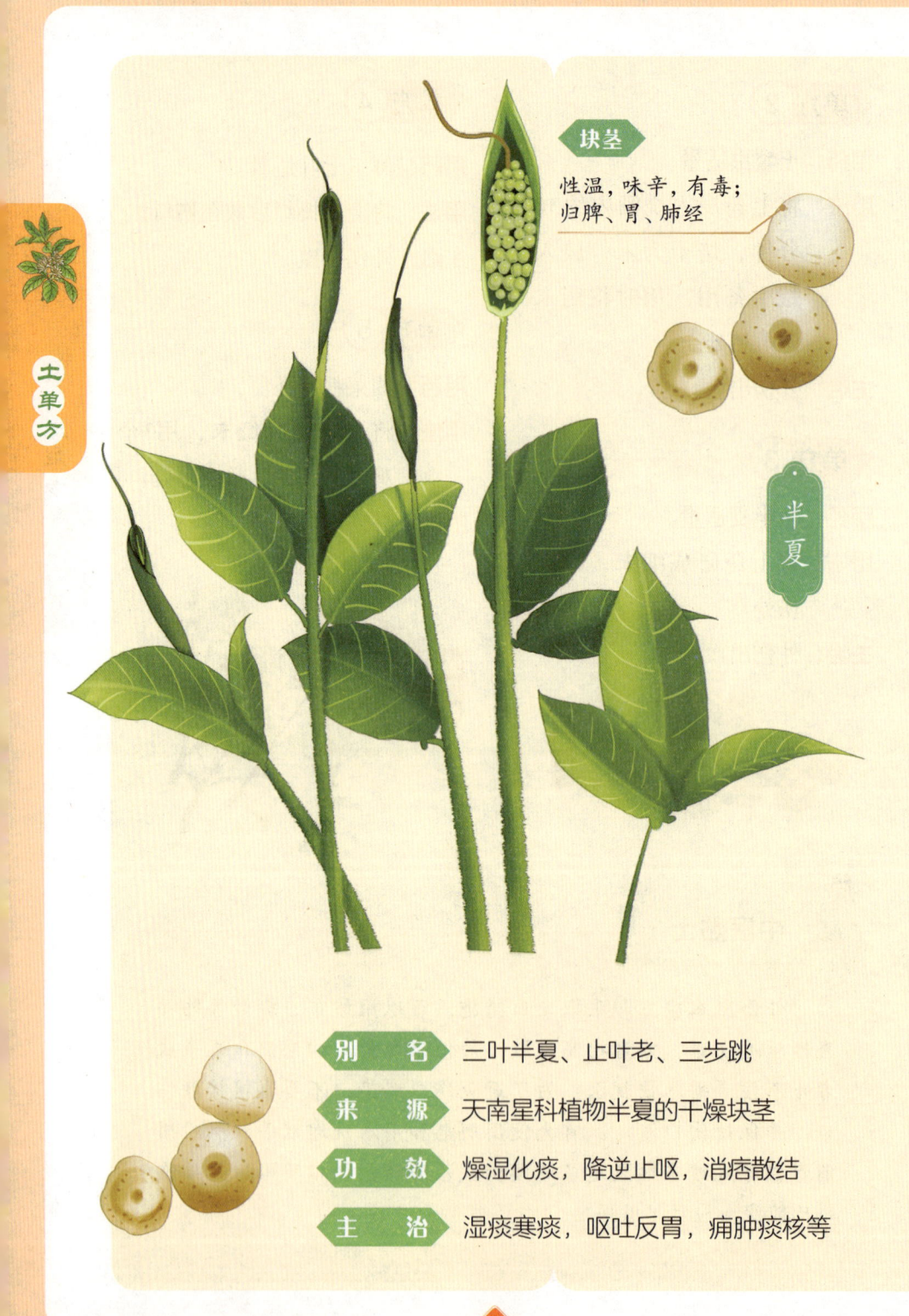

土单方

块茎

性温，味辛，有毒；
归脾、胃、肺经

半夏

别　　名	三叶半夏、止叶老、三步跳
来　　源	天南星科植物半夏的干燥块茎
功　　效	燥湿化痰，降逆止呕，消痞散结
主　　治	湿痰寒痰，呕吐反胃，痈肿痰核等

咬 伤

咬伤是指人或动物的上下颌牙齿咬合对皮肤和软组织造成的损伤等，包括犬、蛇、昆虫等用嘴或刺攻击人类造成的损伤。这种伤害轻则留下牙印，重则造成深度伤口，甚至伴随感染风险。而有毒动物的咬伤，不仅仅造成人类的外伤，还可能因其自身毒性而造成人体的内部器官受到损害，甚至危及生命，如毒蛇、毒虫咬伤等。

常见咬伤

类别	特征
蜂螫伤	一般为局部红肿疼痛，多无全身症状，数小时后即自行消退。但如果被蜂群螫伤，则可能造成严重后果
猫咬伤	局部多出现红肿疼痛，严重时累及淋巴管、淋巴结。如果出现破皮、出血，需注射狂犬疫苗
狗咬伤	如果出现皮肤破损、组织撕裂、出血和感染等，需立刻注射狂犬疫苗
毒蛇咬伤	一般在局部留有牙痕，出现疼痛和肿胀，还可见出血及淋巴结肿大，其全身症状因蛇毒性质而不同
其他	被蜈蚣、蜘蛛、蝎子等咬伤，也可能出现红肿、剧痛，严重时会有恶心、呕吐、头痛等

效验良方

单方 1

用药： 马齿苋适量。

用法： 将上药洗净捣烂呈泥状，敷于患处，每日多次。

主治： 蜈蚣咬伤。

单方 2

用药：新鲜苎麻根适量。

用法：将上药洗净，捣烂取汁，不时搽抹患处。

主治：蜈蚣咬伤。

苎麻

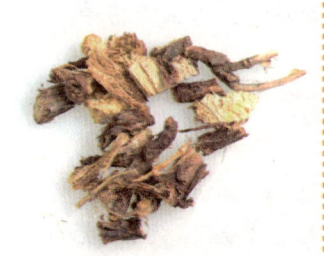

单方 3

用药：皂荚适量。

用法：将上药烧灰研末，用茶油调涂伤口及周围。

主治：马咬伤。

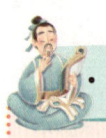

单方 4

用药：生枸杞子或枸杞嫩叶适量。

用法：将上药洗净后捣烂取汁，外涂患处。

主治：蚊虫叮咬伤。

单方 5

用药：豨莶草适量。

用法：将上药捣烂敷患处。

主治：蜘蛛咬伤。

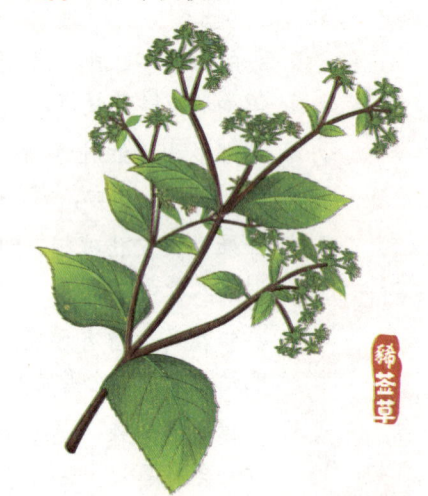

豨莶草

土单方

· 中医贴士 ·

被咬伤后，应立即用肥皂水和清水冲洗伤口15分钟以上，挤出伤口处污血。如果是动物咬伤，需评估动物的健康状况。严重咬伤要及时就医，进行伤口消毒、清创等处理，并根据情况注射破伤风疫苗或狂犬病疫苗等相关疫苗，预防感染。

第12章 五官科疾病常用土单方

五官科疾病涉及眼、耳、鼻、喉、口腔等部位的各种病变，如眼科的白内障、青光眼，耳鼻喉科的鼻炎、咽炎，口腔科的龋齿、牙周炎等。这些疾病可能影响患者的视觉、听觉、嗅觉、味觉和语言功能，严重时可影响生活质量。

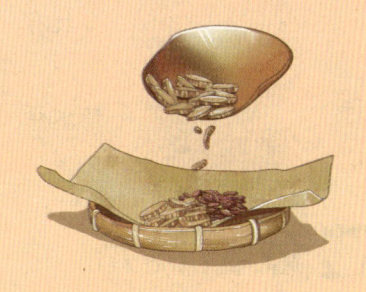

过敏性鼻炎

过敏性鼻炎又称变应性鼻炎，是一种鼻黏膜的变态反应性疾病，由个体对特定过敏原的超敏反应引起。这些过敏原包括花粉、尘螨、动物皮屑和霉菌等。患者主要表现为鼻痒、阵发性连续喷嚏、大量水样鼻涕和鼻塞等症状。过敏性鼻炎可能是季节性的，如花粉症，也可能是全年性的，与室内过敏原相关。目前本病并不能完全治愈，通过规范治疗可以控制症状。

过敏性鼻炎和普通感冒的鉴别诊断

	过敏性鼻炎	普通感冒
发作季节	每年固定时期	冬季、春季高发
持续时间	一般超过14日	7~10日
发热及全身不适	无	多数有
咽痛	无	多数有
眼痒	多数有	无
鼻涕颜色	清水样	开始为白色，后可变为黄色

效验良方

单方 1

用药： 生姜9克。

用法： 将上药与9克大枣、60克红糖一起加水煎，取汁代茶饮，每日1剂，连用3~5日。

主治： 过敏性鼻炎。

单方 2

用药：牡丹皮100克。

用法：将上药加水1000毫升，煮沸15分钟，取汁、挤渣，过滤后每晚服用50毫升，连服10次为1个疗程。

主治：过敏性鼻炎。

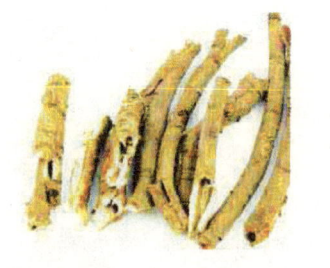

单方 3

用药：鲜鹅不食草适量。

用法：将上药微炒，研成细末，吸入鼻中。

主治：过敏性鼻炎。

单方 4

用药：苍耳子适量。

用法：将上药炼蜜为丸，每次开水送服6克，每日2~3次。

主治：过敏性鼻炎。

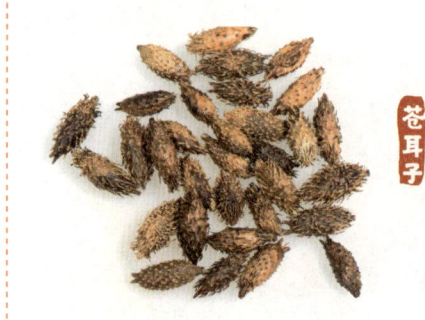

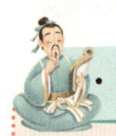

· 中医贴士 ·

患者在明确过敏原后，要尽量避免接触，如定期清洁家居环境减少尘螨，并保持室内空气流通与湿度适宜；花粉季节减少外出，如需外出可佩戴口罩和防护眼镜；饮食上避免食用已知的会加重过敏的食物；注意鼻腔清洁，可使用生理盐水冲洗鼻腔；日常加强锻炼，增强体质；规律作息，避免过度劳累和精神紧张，以免诱发或加重过敏性鼻炎症状。

耳 鸣

土单方

耳鸣是一种常见的耳部异常现象，指在没有外界声音刺激的情况下，人耳主观感受到的声音，如嗡嗡声、蝉鸣声、嘶嘶声等。短暂耳鸣可能由压力、疲劳、噪声等引起，通常可在刺激因素消除后缓解。持续性耳鸣则可能与耳部疾病相关，如中耳炎、耳硬化症等；也可能是全身性疾病的症状，如高血压、糖尿病等。长期耳鸣会给患者带来困扰，影响睡眠、情绪以及生活质量。

耳鸣的鉴别诊断

耳鸣与幻听	幻听与耳鸣都是无声源的声音感觉，但幻听为有意义的声感，如言语声、音乐声等，但耳鸣只是无意义的单调鸣响声
耳鸣与体声	体声存在客观的声源，如耳周围的血管搏动声、肌肉颤动声、呼吸气流声、头部关节活动声等，一般是有节奏的。耳鸣无声源，且一般都是无节奏的持续鸣响

效验良方

单方 1

用药： 新鲜连根仙鹤草150克。

用法： 将上药加水浓煎频饮，每日1剂。

主治： 链霉素所致的耳失聪。

单方 2

用药： 路路通15克。

用法： 将上药水煎频服。

主治： 脾胃虚弱、清阳不升所致耳鸣。

单方 3

用药： 鲜石菖蒲适量。

用法： 将上药捣烂，用细纱布滤汁，每次滴耳1~2滴，每日5~6次。

主治： 耳中憋胀、耳鸣以及听力下降。

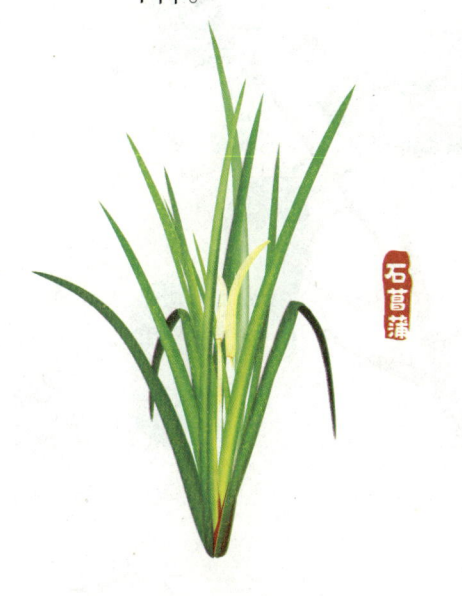

单方 4

用药： 巴豆（去皮、去心膜）1粒。

用法： 取1个鸡蛋，在一端开一个小孔，放入巴豆，搅匀后取汁滴耳1~2滴，每日2~3次。

主治： 耳鸣、耳聋。

单方 5

用药： 生草乌15克。

用法： 将上药浸入50毫升75%乙醇中，一周后每天滴耳1~2次，每次2~3滴。

主治： 神经性耳鸣。

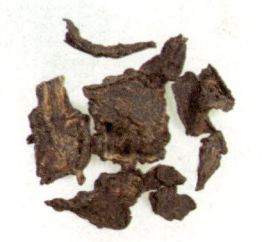

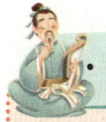

石菖蒲

草乌

中医贴士

患者要避免长时间处于噪声环境，如建筑工地、KTV等，防止噪声刺激加重耳鸣；保持规律的作息时间，避免熬夜和过度劳累；情绪上，要尽量保持放松、乐观的心态，避免焦虑、紧张等不良情绪；应减少脂肪摄入，避免食用辛辣刺激性食物，如辣椒、花椒等，多吃富含维生素和富含铁元素的食物。

果实

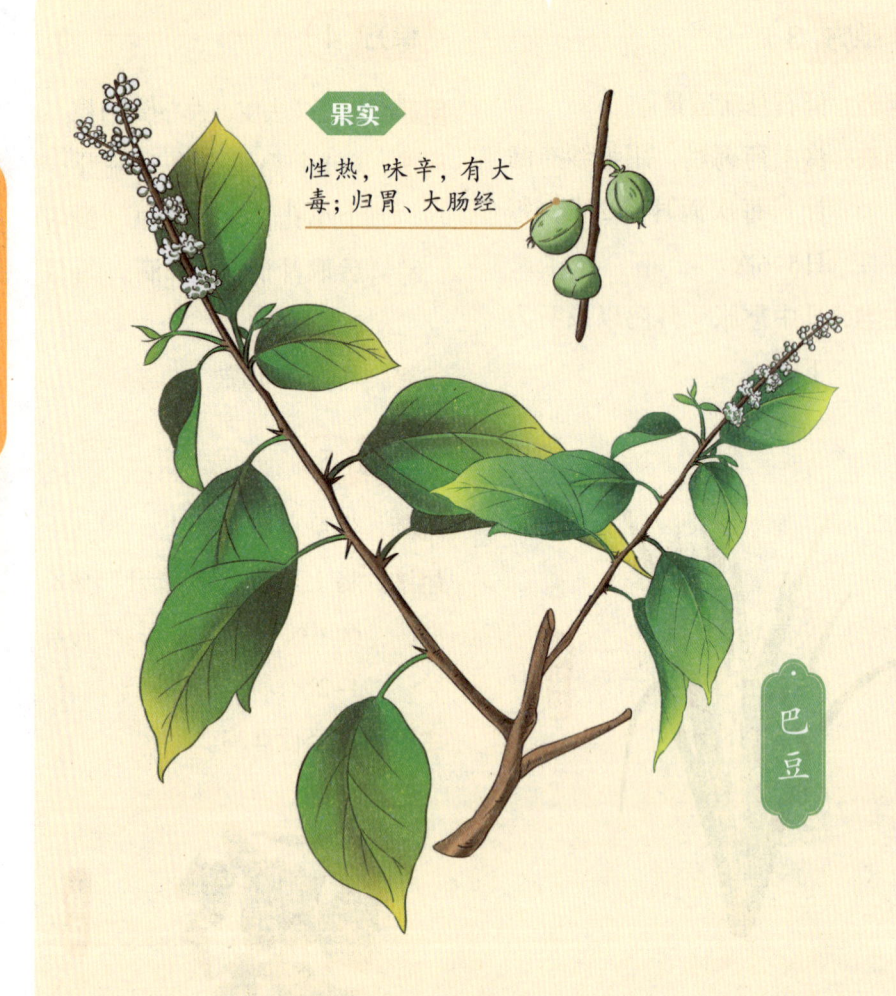

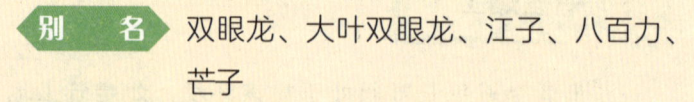

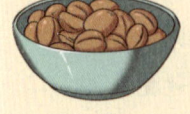

性热,味辛,有大毒;归胃、大肠经

巴豆

别　　名	双眼龙、大叶双眼龙、江子、八百力、芒子
来　　源	大戟科植物巴豆的干燥成熟果实
功　　效	破积,逐水,涌吐痰涎
主　　治	寒积便秘,腹水肿胀,痰饮喘满,痈疽等

结膜炎

结膜炎是一种发生于结膜组织的炎症性疾病，主要由细菌、病毒、过敏等因素引起。不同类型的结膜炎症状可能有所不同，大体上表现为结膜（眼球表面透明的薄膜）充血、发红，常伴有眼痒、异物感、流泪、分泌物增多等症状，有时还会出现发热流涕、咽痛等全身症状。当炎症波及角膜或引起并发症时，会对视力造成损害。

结膜炎（通常指细菌性结膜炎）鉴别要点

类别	超急性结膜炎	急性或亚急性结膜炎	慢性结膜炎
病因	通常与淋病奈瑟球菌有关	通常为金黄色葡萄球菌感染所致	细菌感染或急性结膜炎转化而来
病程	发病时间在24小时内	病程多在21日以内	病程超过21日
预后	治疗不及时几天后就可发生角膜穿孔，严重威胁视力	有自愈能力，预后良好	无法治愈，容易留下后遗症

效验良方

单方 1

用药： 夏枯草90~120克。

用法： 将上药加入300毫升的清水，煮至100毫升，趁热熏双眼，稍温时1次服下，每日2次。

主治： 急性结膜炎。

单方 2

用药： 蒲公英120克。

用法： 将上药用水煎，趁热熏洗眼睛。

主治： 结膜炎。

单方 3

用药： 龙胆草15克。

用法： 将上药洗净，加水250毫升煎制，加入适量氯化钠洗眼，每日3～4次。

主治： 急性结膜炎。

单方 4

用药： 鲜大叶桉叶25克。

用法： 取上药加水过药面，蒸馏为150毫升，每100毫升加0.9克氯化钠，装瓶消毒，每日滴眼4次。

主治： 传染性结膜炎。

单方 5

用药： 胖大海2粒。

用法： 将上药用水洗净，用适量清水浸泡令其充分膨胀，去核拌成料泥状，睡时外敷眼部。

主治： 结膜炎。

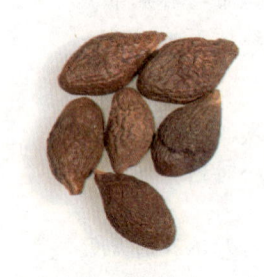

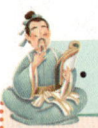

胖大海

中医贴士

患者应保持眼部清洁，避免揉搓眼睛，还需注意个人卫生，以防交叉感染；定期清洁眼周，更换干净毛巾，要充分休息，避免长时间用眼。

牙痛

牙痛是一种常见的口腔问题,是指牙齿或牙齿周围组织因各种原因引起的疼痛。其常见原因包括龋齿、牙龈炎、牙髓炎、牙周病或牙齿折裂,症状可能包括牙齿敏感、咀嚼时疼痛、牙龈肿胀或出血。牙痛可能会影响日常饮食和生活质量。治疗牙痛通常需要牙科医生的诊断和治疗,包括补牙、根管治疗或牙周病治疗。

牙痛的常见病因与表现

病因	表现
龋齿	进食疼痛,吃甜食或过冷、过热食物时加剧
牙髓炎	自发性夜间疼痛,疼痛呈阵发性发作,冷热刺激时会加重
牙隐裂	咬合无力,有一过性酸痛
根尖周炎	自发性、持续性疼痛,咬合时加重
冠周炎	牙周围疼痛,影响张口与吞咽
牙周脓肿	持续性疼痛,并伴随肿胀、脓包、口臭等

效验良方

单方 1

用药: 徐长卿根15克。

用法: 将上药加入1500毫升清水,煎至500毫升,先用30毫升药汁漱口1~2分钟再咽下。

主治: 牙痛。

单方 2

用药：鲜白头翁适量。

用法：将上药洗净捣烂，取适量放在牙痛处，上下齿紧紧咬着，如继续疼痛可再用2~3次。

主治：各种牙痛。

单方 3

用药：萹蓄50~100克（鲜品适量）。

用法：将上药水煎，分2次服，每日1剂。

主治：牙痛。

单方 4

用药：大戟适量。

用法：将上药放在牙痛处，咬定。

主治：牙痛。

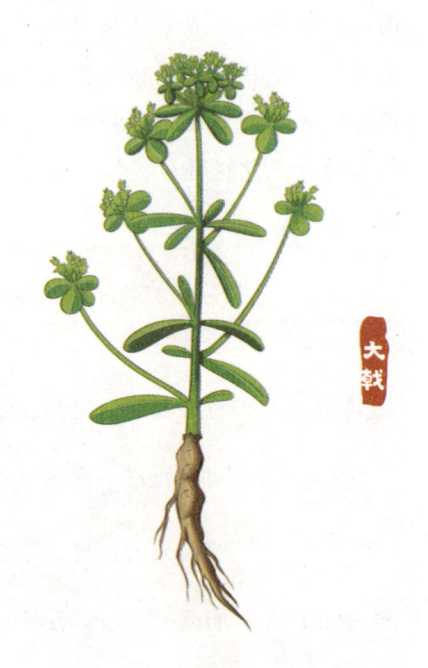

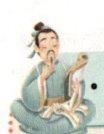

大戟

中医贴士

牙痛时，避免用痛牙咀嚼食物，减轻牙齿负担；保持口腔卫生，轻柔刷牙，避免刺激患处；减少摄入冷热酸甜等刺激性食物，以防加重疼痛；另外，规律作息，充足睡眠，增强身体抵抗力。